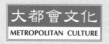

大都會文化
METROPOLITAN CULTURE

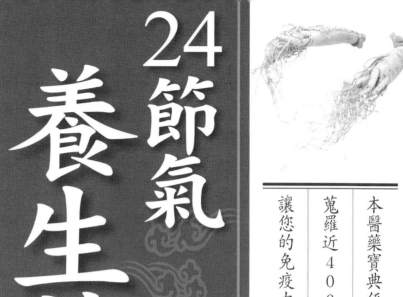

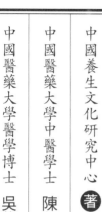

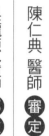

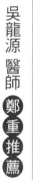

24節氣養生藥方

中國醫藥大學醫學博士　吳龍源 醫師 鄭重推薦
中國醫藥大學中醫學士　陳仁典 醫師 審定
中國養生文化研究中心 著

本醫藥寶典係依24節氣精心設計，
蒐羅近400道中藥療方，預防與治療並重，
讓您的免疫力大增，輕鬆享有健康的生活！

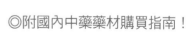

◎附國內中藥藥材購買指南！

推薦序

我國的歷史發展淵遠流長，老祖宗們在千年前就發明了農曆曆法來制定時間，以配合人們的日常生活。更在曆法中設置二十四個節氣，將一年分為立春、雨水、驚蟄、春分、清明、穀雨、立夏、小滿、芒種、夏至、小暑、大暑、立秋、處暑、白露、秋分、寒露、霜降、立冬、小雪、大雪、冬至、小寒、大寒等節氣，讓農民能根據節氣進行春耕、夏耘、秋收、冬藏等農事活動，以順應四時，五穀不絕。民間為此還有首簡單的《節氣歌》流傳：「春雨驚春清穀天，夏滿芒夏暑相連，秋處露秋寒霜降，冬雪雪冬小大寒。」時至今日，二十四節氣曆法仍舊存在於民間，影響著各行各業。

而養生之道，在歷代均廣受重視，漸漸先祖們發現「天人合一，順應四時」養生更是重要。《黃帝內經》上說：「四時陰陽者，萬物之根本也，所以聖人春夏養陽，秋冬養陰，以從其根。」清朝高士宗的《素問直解》：「春夏養陽，使少陽之氣生，太陽之氣長；秋冬養陰，使太陰之氣收，少陰之氣藏。」張志聰則在《素問集注》中提到：「春夏之時，陽盛於外而虛於內；秋冬之時，陰盛於外而虛於內。故聖人春夏養陽，秋冬養陰，以從其根而培養之。」由此可見。

我國傳統醫學正是符合這種天人合一、陰陽協調的整體養生觀念，認為人們如若能隨著自然秩序而作，故能健康長壽，

反道而行，則會傷身礙神。因此，當大都會文化出版社的編輯朋友，拿了這本根據二十四節氣訂定的養生經典請我推薦，我自是高興地接受了。本書是根據季節中一個個節氣撰寫，並引經據典，收錄先聖先賢的養生智慧，及歷朝歷代的養生精髓，復加上中西雙方醫學知識的融合，實妙不可言。

　　本書內容豐富，集結養生精華，而順應節氣時令的安排，更是與養生健康之道相合，實為新世代的養生保健觀念，故推薦讀者朋友閱讀，相信定能讓各位於日常生活中有所獲得。

中國醫藥大學　醫學博士

吳龍源醫師

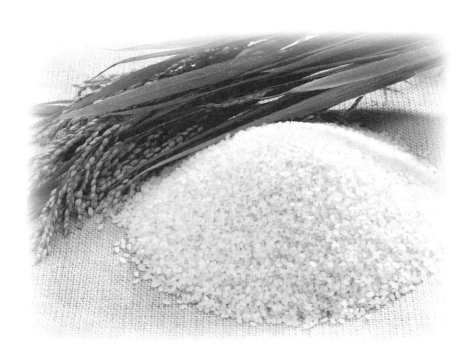

前 言

本書以我國古代「天人合一，順應四時」的養生法則為基礎，詳細介紹了季節變換、節氣交替中容易發生的疾病，並結合一些現代科學的中藥療方及鍛鍊方法，預防與治療並重，讓您提升自身的免疫力，擁有健康的生活。

一、時序養生的重要性

《老子》上說：「人法地，地法天，天法道，道法自然。」

《黃帝內經》上說：「四時陰陽者，萬物之根本也，所以聖人春夏養陽，秋冬養陰，以從其根。」

《養老奉親書》上說：「人能執天道生殺之理，法四時運用而行，自然疾病不生，長年可保。」

由此可見，我們的祖先在幾千年以前就認識到了順應四時、效法自然的養生之道。我國傳統醫學及養生學認為，人是存在於宇宙之間的一個小宇宙，宇宙中各種變化會對人體有影響，人體也會對宇宙的各種變化有感應。自然界的寒來暑往等興衰變化，風

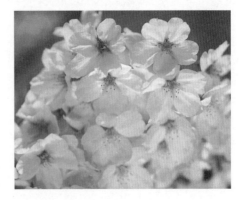

雨雷電等自然現象，尤其是四時節氣交替及其所帶來的風寒暑溼燥熱等氣候環境，對人的情緒及健康有著重要影響。所以我們的祖先認為想長壽延年，就要順應四時，通過修煉達到天人合一的境界，並認為服藥保健不如通過調養心神而進行形體修煉。

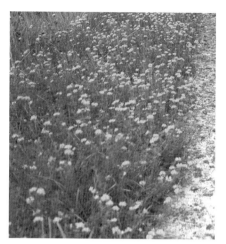

《黃帝內經》中說：「聖人不治已病治未病」，認為人們應該在身體沒有得病的時候通過保養和鍛鍊提高身體的免疫能力，從而杜絕疾病的發生，達到保健的效果。清代著名醫學家汪昂在《勿藥元詮》中說：「夫病已成而後藥之，譬猶渴而鑿井，鬥而鑄兵，不亦晚乎？」指出往往由於人們在病症明顯時才去治療，就好比口渴了才去鑿井，戰爭已經開始了才去鑄造兵器，會使病情延誤而不能得到很好的治療。這也是自黃帝以來的所有醫家與道家的養生觀點。防微杜漸，預防為主，治療為輔，這也是現代養生保健的重要方法。而節氣交換之際，氣溫變化大，是人體致病的主要因素。所以根據二十四節氣的各自氣候特點，循序漸進地施行身體保養，將對疾病的預防有著正向意義。

相傳漢武帝有一次東巡泰山，見一老翁的後背發出幾尺高的白光，便問他是不是學了長生不死的道術。老翁對漢武帝說：「我曾經在八十五歲的時候，衰老得頭髮變白，牙齒掉落，甚至生命垂危。有一位道士告訴我要常吃棗，並且只喝水而不吃五穀糧食，並且傳授我一個神枕方，讓我在枕頭裡放三十二種中藥，其中有二十四味藥是無毒的，以應一年的二十四節氣，八味藥是有毒的，以應自然界的八風。我按照他

所說的去做，漸漸頭上長出了黑髮，口中也長出了新牙，並且一天走上三百多里地也不覺得累。我今年已經一百八十歲了，本該成仙，可是我卻顧戀子孫，便在二十年前開始又以人間的五穀雜糧為食，可是由於我每天枕著神枕，所以仍然不曾衰老。」漢武帝仔細打量這位老翁，發覺他也就像五十來歲的樣子，便向他的鄰居們打聽情況，結果鄰居們的說詞完全一樣。於是漢武帝便從他那裡討到了神枕方，只是不能像他那樣只飲水而不食五穀。

　　這個傳說聽著有點玄虛，只不過漢武帝在歷史上是一位極其好色的皇帝，他活了七十歲，這在歷代的好色皇帝中可算作是高壽的了。當然這與他注重養生修煉是分不開的。也正因為如此，所以後世的修煉家們才把他附會於仙丹妙藥的故事中。可是在今天的文明社會裡，有些人並不好色，並且很注重身體的保養，講究衛生，參加各種體育運動，然而卻無法得到一個健康的身體，甚至過早離開人世。並且這些人中，大部分是知識水平較高的人群，甚至有些人就是運動員、醫生和養生學家。這是為什麼呢？其實關鍵就在於對養生知識的錯誤理解和片面認識。尤其不懂得順應四時的養生原理，只知對身體備加呵護，最終卻導致身體適應自然的能力降低，無法適應不同節氣的氣候變化，使身體日漸脆弱，無法抵禦自然界的春瘟、秋燥、夏暑和冬寒；或者違背時序養生法則進行體育鍛鍊，到頭來事與願違，仍無法逃脫風寒暑溼燥熱六淫對身體的傷害。

　　元朝的《飲膳正要》收錄了神枕的藥方：「用五月五日、七月七日取山林柏，以為枕，長一尺二寸，高四寸，空中容一斗二升。以柏心赤者為蓋，厚二分，蓋致之令密，又使開閉也。又鑽蓋上為三行，每行四十九孔，凡一百四十七孔，令容粟大。用下項藥：芎藭、當歸、白芷、辛夷、杜衡、

白朮蒿、藁本、木蘭、蜀椒、
桂、乾薑、防風、人參、桔梗、
白薇、荊實、肉蓯蓉、飛廉、
柏實、薏苡仁、款冬花、白衡、秦椒、環蕪凡
二十四物，以應二十四氣。烏頭、附子、藜蘆、皂角、
菌草、礜石、半夏、細辛八物毒者，以應八風。以上
三十二物各一兩，皆咀嚼。以毒藥上安之，滿枕中，用囊
以衣枕。百日面有光澤，一年體中無疾，一一皆癒而身盡香。
四年白髮變黑，齒落重生，耳目聰明。」這小小藥方其實不過
是古代養生成就中的滄海一粟，而古代關於時令養生的理論與
方法卻像一條堅固的船，載您駛向健康長壽的彼岸。

二、淺說二十四節氣

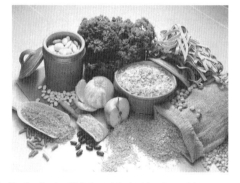

我國古代將一年分成
自立春至大寒共二十四
個節氣，以表徵一年中天
文、季節、氣候與農業生
產的關係。它是我國古代
獨特的創造。作為一部完
整的農業氣候曆，在指導農業生產上發揮了較大作用，所以沿
用至今。

　　地球每365天5時48分46秒圍繞太陽公轉一周，每24小時
還要自轉一周。由於地球旋轉的軌道面同赤道面不是一致的，
而是保持一定的傾斜，所以一年四季太陽光直射到地球的位置
是不同的。以北半球來講，太陽直射在北緯23.5度時，天文上
就稱為夏至；太陽直射在南緯23.5度時稱為冬至；夏至、冬至
即指已經到了夏、冬兩季的中間了。一年中太陽兩次直射在赤
道上時，就分別為春分和秋分，這也就到了春、秋兩季的中
間，這兩天白晝和黑夜一樣長。反映四季變化的節氣有「立

春、春分、立夏、夏至、立秋、秋分、立冬、冬至」八個節氣。其中立春、立夏、立秋、立冬叫做「四立」，表示四季開始的意思。反映溫度變化的有「小暑、大暑、處暑、小寒、大寒」五個節氣。反映天氣現象的有「雨水、穀雨、白露、寒露、霜降、小雪、大雪」七個節氣。反映物候現象的則有「驚蟄、清明、小滿、芒種」四個節氣。

二十四節氣的形成和發展與傳統農業生產的發展緊密相連。農業發展初期，由於播種和收穫等農事活動的需要，開始探索農業生產的季節規律，出現了春種、夏長、秋收、冬藏的概念。春秋戰國以後隨著鐵製農具的出現，農業生產對季節性的要求更高了，就逐漸形成了節氣的概念。春秋時已用土圭測日影定節

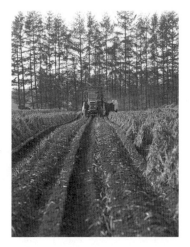

氣。最初只有夏至、冬至，隨後逐漸增加了春分、秋分及立春、立夏、立秋、立冬。西漢《淮南子·天文訓》中始有完整的二十四節氣的記載，它是以北斗星斗柄的方位定節氣。定立春為陰曆的正月節（節氣），雨水為正月中（中氣），依此類推。全年共十二節氣和十二中氣，後人就把節氣和中氣統稱為節氣。二十四節氣後傳入韓國、日本等鄰國。日本在江戶時代（1603～1867年）開始採用，並傳至今日。

節氣交替產生的天氣變化對人的生理有很大的影響。通過科學研究人們發現，人的血色素在夏季降低，在冬季升高。人體的白血球在冬季較高，十二月份最高。人體的血小板在三、四月份較高，在八月份降低。成年人的凝血酶原在冬、春季時低，並在氣團活動及氣壓變化時出現波動。人體內的纖維蛋白原冬季低於夏季，冷鋒後可降低。人體內的血清蛋白、

總蛋白數自冬至夏會減少，白蛋白夏天高，冬天低，球蛋白冬季高，夏季低。人體的血容量會在冷氣團、冷鋒後降低，受熱後增加。人體二氧化碳的結合力在十二月份最高，六月份最低。人體的血磷在二月份最低，夏秋最高。人體的血鈣在二、三

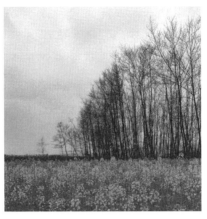

月份最低，八月份最高。血鎂在二月份最低，十二月最高。血碘在冬季最低，夏季最高。人體毛細管的抵抗力會在冷鋒後增強，暖鋒後降低。人體組織的穿透力會在冷鋒後減少，暖鋒後增強。

節氣交替所產生氣象中的溫度、溼度和氣壓的變化，對人身體的健康有著重要影響。其中氣壓與人體健康關係尤其密切。氣壓與人體的影響，概括起來分為生理和心理方面。

氣壓對人體生理的影響主要是影響人體內氧氣的供應。人每天需要大約750毫克的氧氣，其中20%為大腦耗用。當自然界氣壓下降時，大氣中氧分壓、肺泡的氧分壓和動脈血氧飽和度都隨之下降，導致人體發生一系列生理反應。以從低地登到高山為例，因為氣壓下降，身體為補償缺氧就加快呼吸及血循環，出現呼吸急促、心率加快的現象。由於人體（特別是腦）缺氧，還出現頭暈、頭痛、噁心、嘔吐和無力等症狀，甚至會發生肺水腫和昏迷，這也叫高山反應。

同時，氣壓還會影響人體的心理變化，主要是使人產生壓抑情緒。例如，低氣壓下的陰雨和下雪天氣、夏季雷雨前的高溫溼悶天氣，常使人抑鬱不適。而當人感到壓抑時，自律神經趨向緊張，釋放腎上腺素，引起血壓上升、心跳加快、呼吸急促等。同時，皮質醇被分解出來，引起胃酸分泌增多、血管易

發生梗塞、血糖值急升等。另外，月氣壓最低值與人口死亡高峰出現有密切關係。有學者研究了72個月的當月氣壓最低值，發現48小時內共出現死亡高峰64次，出現機率高達88.9％。

由此可以看出，現代科學已證實了氣候變化對人體健康的影響。一年中的氣候，隨二十四節氣的不同而有所變化，各自有各自的特點，所以根據節氣的不同而採用不同的養生方法，才能有效地得到健康的身體。古代養生家們極注重不同時節採用不同的養生方法。在我國古代，一年二十四個節氣，每一個月兩個節氣，哪一個節氣應該吃些什麼東西，做些什麼運動，是很有講究的。我國古代的二十四節氣，不但是古人天文觀察上的成就及生活經驗的總結，而且包含著周易八卦及五行的辯證思想。

三、八卦與二十四節氣

我國最初用八卦中的震、離、兌、坎代表春、夏、秋、冬。由於每卦中有六個爻，所以四個卦共有二十四個爻以代表二十四節氣。東方春天是震卦五行屬木，南方夏天是離卦屬火，西方秋天是兌卦五行屬金，北方冬天是坎卦五行屬水。震卦、離卦、兌卦、坎卦，分四季每卦六爻，每一爻管15日，每卦共管90日，四卦共管360日。

這樣，八卦中的六十四卦除掉震、離、兌、坎四個正卦則餘下六十卦，共有三百六十爻、每爻代表一日，共有360日。可是每年共有365.25日，所以尚有5.25日無爻可對，於是將此5.25日均分六十卦，如果每日為80分，則5.25日共為420分。將這420分均分六十卦，則每卦為7分，由於一爻生一日，一卦主6日，加上平均來的7分，所以一卦配以6日7分。此即漢代著名易學家孟喜的「六日七分法」。由於古人將每個節氣的五天作為一候，所以一年有十二個月，二十四節氣，七十二候。

我國古代用八卦中的十二辟卦表示一年中十二個月的氣

候變化，並且律呂證實每種氣
候的來臨。律呂的發明，是在
西北地區。陝西、河南邊界，
有一種呂管，形狀據說像竹子
又不是竹子，長短粗細有一定
的標準，共有十二種，埋在地
下，傳說是埋在天山的陰谷。
由於這十二種管子長短不
一，深入地下的長短
也不同，而上端
則是齊平的，管
中充滿了蘆灰，
管口用「竹
衣」（竹子內
的薄膜）輕輕
貼上，到了冬
至一陽生的時
候，最長管子中
的灰，首先受到地
下陽氣上升的影響，
便噴出管外，同時發
出「嗡」的聲音，這就叫

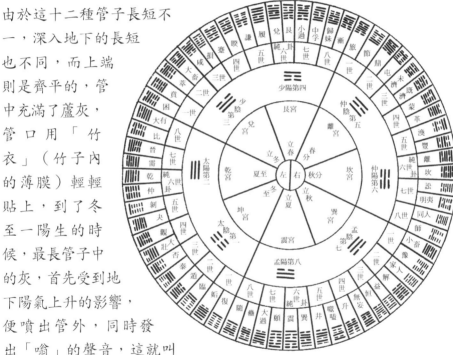

（卦象六爻圖）

（八卦與節氣關係圖）

黃鐘之音。然後每一個月有一根
管子的灰噴出來，也發出不同的聲音。這樣由黃鐘、大呂、太
簇、夾鐘、姑洗、中呂、蕤賓、林鐘、夷則、南宮、無射、應
鐘分別發出的聲音，說明地球中的熱量正在向體表擴散，地上
的溫度開始升高。

　　黃鐘發出聲音，是在十一月，也是子月，即冬至一陽初生
的時候，卦是復卦。到了十二月陽能又逐漸上升了一些，初爻

和第二爻都是陽爻，因為內卦變了，成為地澤臨卦。在節氣上，為小寒和大寒。

到了正月是寅月，是地天泰卦，所謂「三陽開泰」就是說已經有三個陽了；律呂是太簇之音，節氣是立春和雨水。二月是卯月，卦象內卦是乾卦，外卦是震卦，震為雷，雷天大壯；二月是大壯卦，此時節氣為驚蟄和春分。三月為夬卦，節氣是清明、穀雨，外卦是兌卦，兌為澤，內卦是乾卦，乾為天，澤天夬這個卦象表現出地球物理的氣象，與我們生活息息相關，強大的陽能將戰勝陰能。

到了四月是乾卦，這時陽能到了極點，實際上每年最難受、最悶熱的是四月，跟著來的是五月。這個卦的六爻，陽氣開始減少了。於是夏至節氣來了，所謂冬至一陽生，夏至一陰生，開始回收了，以現代的地球物理來說，地球又開始吸收太陽的放射能進來了，就像人類的呼吸一樣，要吸氣了。到鄉下去觀察，就可看到土牆房屋的牆壁，在夏至以後便發霉了，表示潮溼來了，陰氣來了。人的身體保養要注意，如果多吹電扇，加上吃冰淇淋，沒有不生病的，那時生病的人特別多，就是這一陰生的關係。六月是小暑、大暑的節氣，所謂三伏天。這時常看到有些人去貼膏藥治病。這時是陽氣慢慢要退伏了，所以名為「伏」，每十天一伏，三伏有三十天。所以夏天我們體外感到很熱，這是身上的陽能向外放射，而身體的內部還是寒的，所以夏天的消化力，反而沒有冬天好。

七、八、九月，陰氣不斷增加，形成否、觀、剝三卦。最後在十月的立冬，成為純陰之坤卦。天氣上十月有一個小陽春，這時有幾天氣候的氣溫回升。這就是陰極則陽生的道理。

值得一提的是，古代的正月，是隨著朝代的更換而變化的。商朝曾把夏朝的十二月算作每年的第一月，周朝曾把周朝的十一月算作第一個月，秦始皇統一天下後，把十月算作每年的第一個月，直到漢武帝時，才又恢復成夏朝的月份排法，

一直沿用至現在。這幾代王朝將
自己更改後的第一個月，稱為正
月，因為在他們看來，既然自己
當了皇帝，居了正位，十二個月
的次序便也要跟著他們「正」過
來。可惜這些皇帝們只能改一下
月份的次序，而四季的變化卻不
能跟著變過來。由於當時文化及
消息的傳播很落後，所以並不是
全國所有的人都能知道月份的更

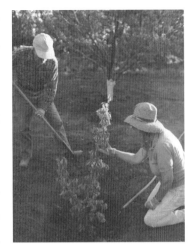

改，於是月份便顯得有些混亂。在這種情況下，二十四節氣便
因具有記時與表徵氣候的雙重作用，而備受人們的喜愛。尤其
是以種田為生的農民。於是以立春雨水節氣作為正月，驚蟄春
分作為二月的節氣記月法，便成為主流。正如古代流傳的一首
歌訣說：「正月立春雨水節，二月驚蟄及春分，三月清明併穀
雨，四月立夏小滿方，五月芒種併夏至，六月小暑大暑當，七
月立秋還處暑，八月白露秋分忙，九月寒露併霜降，十月立冬
小雪漲，子月大雪併冬至，臘月小寒大寒昌。」

　　這種以二十四節氣代表月份的記時方法也被古代醫家、易
學家、占卜家所採用。比如現在的八字算命中，仍然是以立春
作為人們一歲的分界點，並以節氣劃分月份；醫學上根據節氣
的變化而辯證地為病人開藥方，並且創建出許多配合二十四節
氣的鍛鍊功法；相面術中往往根據人們臉色隨二十四節氣的變
化推斷吉凶；手相學中也根據人們手紋及色澤隨二十四節氣的
變化推斷吉凶。二十四節氣就這樣包含著陰陽、八卦及五行的
辯證哲學，而顯示其強大的生命力。目前，世上只要是有華人
的地方，就會有二十四節氣的說法，並且會有因節氣而產生的
各種風俗。配合二十四節氣的養生鍛鍊，也正在逐漸受到世人
的重視。

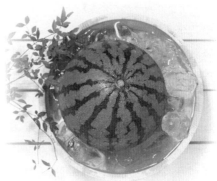

春

春季養生重在養肝，方能預防疾病保健康。
春季養生得法，將有益於全年的健康。

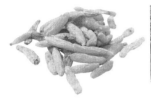 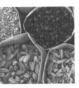

夏

夏季飲食宜清淡，少食肥甘厚味，多食豆類食品。
夏季能夠調節心腎，就能夠保證身體健康。

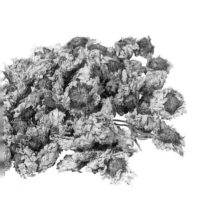 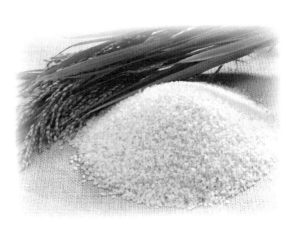

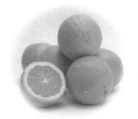 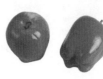 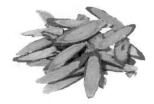

秋

秋季氣燥，要注意滋陰潤肺，禁冷飲及穿寒溼內衣。
秋季宜多喝開水以及補充水溶性維生素B和C。

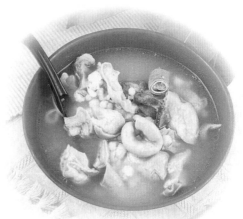

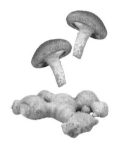

冬

冬季是飲食進補的最好時節宜，但是切勿盲目進補。
冬季宜早睡晚起、潤養五臟，以抗病延壽。

附錄

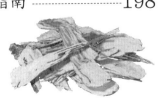

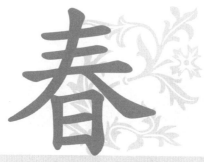

春

春季養生重在養肝，方能預防疾病保健康。春季養生得法，將有益於全年的健康。

百草回生，
百病易發

天文科學上，我國是將「四立」作為四季的開始。自立春到立夏為春，自立夏到立秋為夏，自立秋到立冬為秋，自立冬到立春為冬。全年可劃分大致相等的四個季節，每季三個月。這樣劃分的結果是全國各地四季的日期是固定的、統一的。

春季有立春、雨水、驚蟄、春分、清明、穀雨六個節氣。根據我國傳統醫學理論，春季是萬物生發的季節，氣候變化以風為特點。此時天氣由寒轉溫，草木生發萌芽，萬物復甦，人類的新陳代謝也開始變得活躍起來。人體內以肝、膽經脈的經氣最為旺盛和活躍。所謂「百草回生，百病易發」，人在這時候應特別關愛自己的身體，防治疾病。體弱多病者、老人和孩子要防止病情加重，或舊病復發。

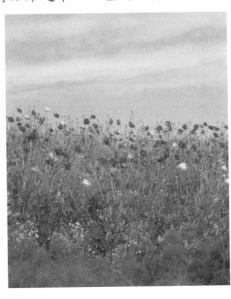

《內經素問‧四氣調攝》中說：「春夏養陽，秋冬養陰。」此為四時調攝的宗旨，它是根據自然界和人體陰陽消長、氣機

升降（氣的升降出入）、五臟盛衰的不同時間的特點狀態，而制定的四時養生原則。

高士宗在《素問直解》裡說：「春夏養陽，使少陽之氣生，太陽之氣長；秋冬養陰，使太陰之氣收，少陰之氣藏。」此句的意思是說，春夏之時，自然界陽氣升發，萬物生機盎然，養生者就應該充分保養，保護體內陽氣，使之充沛，不斷旺盛起來，不要做損害體內陽氣的事；而在秋冬之時，萬物斂藏，此時養生就應順應自然界的收藏之勢，收藏體內陰精，使精氣內聚，以潤養五臟。

張志聰在《素問集注》裡說：「春夏之時，陽盛於外而虛於內；秋冬之時，陰盛於外而虛於內。故聖人春夏養陽，秋冬養陰，以從其根而培養之。」此句的解釋亦很有道理，如諺語說：「夏有真寒，冬有真火。」即夏天有陽虛內寒之瀉洩，而冬天不乏陰虛內熱之盜汗。春夏之季，因為陽處於內，故要養陽；秋冬之時，因為陰處於內，故要養陰，只有這樣才能「從其根」。

張景岳在《類經》裡解釋說：「陰根於陽，陽根於陰，陰以陽生，陽以陰長。所以聖人春夏養陽，以為秋冬之地；秋冬則養陰，以為春夏之地，皆所以從其根也。今人有春夏不能養陽者，每因風涼生冷，傷其陽氣，以致秋冬多患瀉洩，此陰脫之為病也。有秋冬不能養陰者，每因縱慾過度，傷其陰氣，以致春夏多患火症，此陽盛之為病也。」意思是說，若能在春夏之時養陽，可預防秋冬之寒病；而在秋冬之時養陰，可預防春夏之火症。張氏的註解體現了陰陽互根的觀點，因為養陽不能脫離陰，養陰不能脫離陽，即大醫學家王冰所說：「陽氣根於陰，陰氣

根於陽，無陽則陰無以
生，無陰則陽無以化，
全陰則陽氣不極，全陽
則陰氣不窮」。

《黃帝內經析義》
認為「春夏養陽，秋冬
養陰」可以概括為三種
涵義：

◎四時的養生方
法，生長屬陽，收藏屬
陰；所以，春夏養生長
之氣，即為養陽，秋冬
養收藏之氣，即為養
陰。

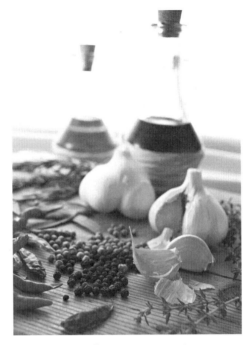

◎養陽指養心、肝二陽臟；養陰指養肺、腎二陰臟。

◎養陽要順從陽氣生長的特點，使陽氣發洩；養陰要順從
陰氣收藏的特點，不要使陰氣發洩。

上述各種解釋從不同角度闡述了「春夏養陽，秋冬養陰」
的理論意義，不管哪種看法都旨在說明一點：季節不同，養生
的原則和方法就不一樣，人們只有在理論上明白「春夏養陽，
秋冬養陰」的涵義，才能更好地去「順四時而適寒暑」。

《內經素問‧四氣調神大論》中說：「春三月，此謂發
陳，天地俱生，萬物以榮。夜臥早起，廣步於庭，披髮緩形，
以使志生，生而勿殺，與而勿奪，賞而勿罰，此春氣之應，養
生之道也。逆之則傷肝，夏為寒變，奉長者少。」這裡講的是
春天的養生之道，亦即春天的養陽之道。

春季即農曆的正、二、三月，陽氣上升，萬物萌動，自然
界呈現一片生機蓬勃的姿容，天地孕育著生發之氣，萬物欣欣
向榮。人們應當晚睡早起，闊步於庭院，披散頭髮，寬緩形

體，以使志意充滿生發之氣。對待事物，當生的不要殺害它，當給的不要剝奪它，當賞的不要刑罰它，這就是適應春氣，調養人體「生氣」的道理。如果人違逆了這個道理，就要傷害肝氣。春季傷害了肝氣，到了夏季，就會發生寒病，這是因為人在春季養「生氣」不足，會使夏季奉養「長氣」力量不夠的緣故。

傳統醫學認為春氣通於肝，天人相應，故春季養生重在養肝，方能預防疾病保健康。肝主升發陽氣，喜暢達疏洩，惡抑鬱。要想肝氣順應自然，首要必須重視精神調養，注意心理保健。如果思慮過度，日夜憂愁不解，則會影響肝臟的疏洩功能，進而影響其他臟腑的生理功能，導致疾病滋生。例如，春季精神病的發病率明顯高於其他季節，原有肝病及高血壓的患者在春季會加重或復發。所以，春季尤應重視精神調攝，心情舒暢，切忌憤然惱怒。按照中醫理論，怒傷肝，故春季養生必須戒怒。

隨著春天的到來，人體生物鐘的運轉也受到了一定程度的影響。又由於這時候的天氣驟暖驟冷，變化很大，所以會使人患有皮膚炎、低血壓、甲狀腺機能亢進、癲癇、胃潰瘍、小兒麻痺症、感冒、流行性感冒、流行性腦膜炎、肺炎、急性支氣管炎、病毒性肝炎等各種疾病，老年人最易復發偏頭痛、胃痛、慢性咽喉炎、過敏性哮喘、高血壓、冠心病、精神病等。由此可見，在春天採取積極的防治措施，以順應季節的變化是有著重要意義的。

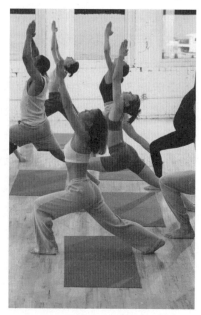

　　春天陽氣升發，風和日麗，樹林、河水邊的空氣中負氧離子較多，對人體很有利，人們應盡量多到這些地方去活動。在睡眠充足的情況下，還要堅持做運動，參加適量的體力勞動，以舒展筋骨、暢通氣血、增強免疫力與抗病能力。春季人們常會出現「春困」，表現為精神不振、困乏嗜睡，可以透過運動來予以消除，絕不能貪睡，因為中醫認為「久臥傷氣」，久睡會造成新陳代謝遲緩、氣血循環不暢、筋骨僵硬、脂肪積聚、體內吸收與運載氧的功能下降、毒素不能及時排出體外，遂導致體質虛弱多病。

　　春季食補宜多吃溫補陽氣的食物，蔥、蒜、韭菜是益肝養陽的佳品，菠菜舒肝養血，都宜常吃。大棗性平味甘，養肝健脾，春天可常吃。春季除保肝外，還要注意補充微量元素「硒」，多吃富含硒的動、植物，如海魚、海蝦、牛肉、鵪鶉蛋、芝麻、杏仁、枸杞子、豇豆、金針菜等，以提高人體的免疫能力，達到保健養生的目的。

　　有道是「春種一粒粟，秋收萬顆籽」，春季養生得法，將有益於全年的健康。

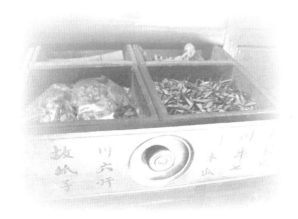

立春養生藥方

老人保健及感冒方

節氣諺語

年前立春過年暖，
過年立春二月寒。

立春時節，冬藏結束，春發到來。「立春」時值陽曆二月上半月，一般在「春節」前後，習慣上認為是春季的開始。

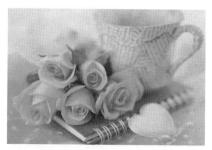

春寒雖不像寒冬臘月「三九」、「四九」那樣酷冷，但若不加以注意，很可能使人體防禦功能進一步被摧毀，導致流行性感冒、肺炎、哮喘等呼吸道疾病的發生，或使原有的疾病加重。忽冷忽熱的氣候，易使人體

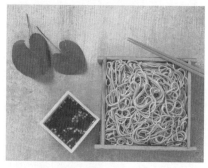

的血管不斷收縮擴張，很不穩定，這對患有高血壓、心臟病的人危害極大，它會使患高血壓的病人發生「腦中風」，誘發心絞痛或心肌梗塞。忽冷忽熱的乾寒氣候更易使體弱的兒童遭受感冒之苦。據醫學史料記載，早春患胃腸潰瘍病的人比平時多，病情易加重。因春天主生發，萬物皆蠢蠢欲動，細菌、病毒等亦隨之活躍，故稍不留心就容易生病。這時除了仍須保持穿暖少脫之外，特別要注意的是保護好頭頸與雙腳。

一、老人保健藥方

❋ 細辛散

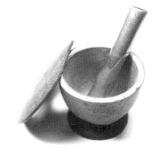

配方：細辛3克，炙甘草1.5克，川芎3克。

做法：水煎熱呷，可常服。

功效：老人在春天多昏倦，可服之。

❋ 菊花散

配方：甘菊花、前胡、旋復花、
芍藥、玄參、防風各30克。

做法：本方藥材共研為末。

服法：臨睡前，以米湯調服3至6克送下。

功效：老人春時熱毒氣上衝頸項、頭痛面腫及風熱眼澀，宜服。

❋ 延年散

配方：陳皮120克，甘草60克。

做法：本方藥材共研細末。

服法：每次5克。

功效：老人春時服，進食順氣。

❋ 黃耆散

配方：黃耆、川芎、防風各30
克，甘草15克，白蒺藜3克，甘
菊花1.5克共研為細末。

服法：每次服6克。

功效：治老人在春季時諸般眼
疾發作，兼治口鼻生瘡。

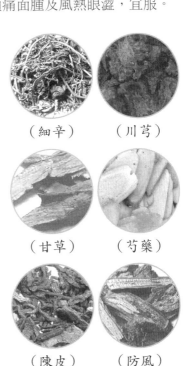

（細辛）　　（川芎）

（甘草）　　（芍藥）

（陳皮）　　（防風）

二、感冒藥方

❀ 竹葉湯

配方：竹葉12克，薄荷3克，杏仁10克，連翹10克。

服法：每日一劑，水煎分二次服。

功效：治風熱感冒，發熱重、怕冷輕、鼻塞、鼻涕黏稠、咽痛口乾、咯黃痰、頭脹痛。

❀ 菊花飲

配方：野菊花30克，鮮桑葉30克，竹葉12克。

服法：每日一劑，水煎分二次服。

功效：治風熱感冒。

❀ 青果蘿蔔茶

配方：鮮青果4個，鮮蘿蔔60克。

服法：鮮青果、鮮蘿蔔以水煎，代作茶飲。

功效：治上呼吸道感染、流行性感冒。

❀ 蔥豉黃酒湯

配方：豆豉15克，蔥鬚30克，黃酒50毫升。

服法：豆豉加水1小碗，煎煮10分鐘，再加洗淨的蔥鬚，繼續煎煮5分鐘，然後加黃酒，出鍋。趁熱頓服。

功效：治感冒初起時屬於風寒型者。

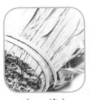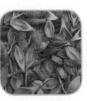

（竹葉）　（杏仁）　（連翹）　（青果）

❀ 貫眾紫荊飲

配方：貫眾、紫蘇、荊芥各10克，甘草3克。

服法：上述藥材以水煎服，連服三天。

功效：預防及治療風熱感冒。

（荊芥）　（甘草）

❀ 薄荷紫蘇茶

配方：薄荷6克，紫蘇6克。

服法：以開水沖服，代茶飲。

功效：治感冒初起者。

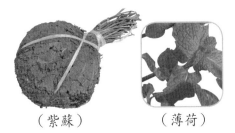

（紫蘇）　（薄荷）

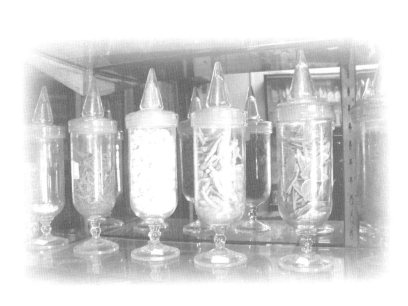

雨水 養生藥方

腮腺炎、痔瘡及月經不調方

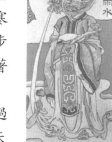

雨水不僅表徵降雨的開始，而且表示雨量開始增多。雨水之前的天氣相對比較寒冷；雨水後，我們可以明顯地感到春天的腳步越來越清楚，芬芳的花香，沁人的氣息激勵著身心。

雨水季節，天氣變化不定，是全年寒潮過程出現最多的時節之一，這種變化無常的天氣，很容易引起人的情緒波動，及至心神不安，影響人的身心健康，對高血壓、心臟病、哮喘患者更是不利。為了消除這些不利的因素，除了繼續進行春捂（不要突然減衣）之外，應積極採取精神的調攝養生，保持情緒的穩定對身心健康有著重要的作用。

由於雨水時節，人體血液循環系統開始處於旺盛時期，故易發生高血壓、痔瘡出血、女性月經失調等疾病。這個時期也是草木生長發芽期，生物激素正處於高峰期，因此易發生皮膚病、花粉症等過敏性疾病，對此也應當引起高度的重視。

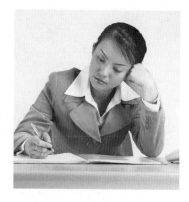

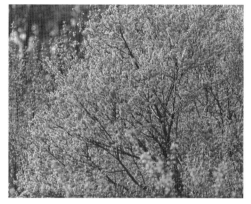

在春季，肝旺而脾弱，脾弱又使得脾胃的運輸、消化功能受影響，如精神抑鬱、腹脹、腹痛等。由此，春季的養脾健脾很重要。養脾也要靜心，以精神的調攝為主。第一，心平氣和，使肝氣不橫逆，使脾胃安寧，讓脾胃的運作功能正常，以達到健脾的目的；第二，靜心養氣，既不會擾亂心血，也不會損耗心氣，使心氣充和，進而滋養脾臟，養脾得以健胃。對於春天的天氣多變，一定要保持心境的平和，只有情志相適，加上飲食的調養，健脾的功效才會非常顯著。

中醫認為，脾胃為「後天之本」、「氣血生化之源」，脾胃的強弱是決定人之壽夭的重要因素。明代醫家張景岳認為：「土氣為萬物之源，胃氣為養生之主。胃強則強，胃弱則弱，有胃則生，無胃則死，是以養生家必當以脾胃為先。」（在五行與五臟的關係中，五行中的土對應於五臟中的脾。）可見，從調養脾胃為出發點進行養生，也是我國養生修煉的一個重要法門。

中醫學稱脾胃為「水穀之海」，有益氣、化生、營血之功。人體機能活動的物質基礎，營衛、氣血、津液、精髓等，都化生於脾胃，脾胃健旺，化源充足，臟腑功能才能強盛；脾胃又是氣機升降運動的樞紐，脾胃協調，可促進和調節機體新陳代謝，保證生命活動的協調平衡。而人身元氣是健康之本，脾胃則是元氣之本。元代著名醫家李東垣提出「脾胃傷則元氣衰，元氣衰則人折壽」的觀點。在他的《脾胃論》中：「真氣又名元氣，乃先身生之精氣，非胃氣不能滋。」並指出：「內傷脾胃，百病叢生。」說明脾胃虛弱是滋生百病的主要原因。

一、腮腺炎中醫辨證分型治療

✿ 溫毒在表型

配方：銀翹散加減。金銀花12克，連翹9克，桔梗9克，牛蒡子9克，薄荷6克，板藍根15克，夏枯草9克，丹參15克，黃芩9克。

做法：水煎服，每日1劑。

功效：治惡寒發熱、頭痛腮脹、舌紅苔薄黃、脈浮數。

✿ 膽熱犯胃，氣血壅滯型

配方：普濟消毒飲加減。柴胡6克，升麻9克，連翹12克，薄荷6克，殭蠶9克，牛蒡子9克，板藍根15克，馬勃9克，黃芩12克，桔梗9克，丹參15克。

做法：水煎服，每日1劑。

功效：治壯熱煩渴、腮腫拒按、心煩噁心、便乾尿赤、舌紅苔黃、脈滑數或弦數或洪數。

✿ 餘毒未清，腮腫尚存

配方：消瘰丸加減。夏枯草12克，玄參9克，全瓜蔞12克，浙貝母12克，牡蠣12克，板藍根15克，大青葉9克，王不留行12克。

做法：水煎服，每日1劑。

功效：用於熱退腮腫漸消時，或睪丸腫痛、舌紅苔黃而乾。

（金銀花）　（夏枯草）　（王不留行）　（黃耆）

☸ 氣血虧損，痰瘀阻留

配方：菖蒲6克，鬱金6克，丹參12克，茯苓9克，地龍6克，膽南星3克，葛根6克，黃耆12克，白朮9克。

做法：水煎服，每日1劑。

功效：治熱退神呆、痰鳴涎垂、肢體活動不靈、舌淡紅或紫暗、體胖苔潤、脈細澀。

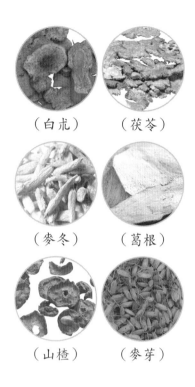

（白朮）　　（茯苓）

（麥冬）　　（葛根）

（山楂）　　（麥芽）

☸ 邪退正虛，氣陰兩虛

配方：沙參6克，麥冬9克，茯苓9克，白朮6克，太子參6克，炒麥芽9克，神曲6克，炒山楂6克，甘草3克。

做法：水煎服，每日1劑。

功效：治頭暈心煩、納呆睏倦、舌紅少津、苔薄黃而乾、脈細數。

二、痔瘡

☸ 紅糖荸薺湯

（荸薺）

配方：荸薺500克，紅糖150克。

做法：荸薺洗淨，加紅糖和水煮沸1小時，每日服1次，連服3天。

功效：治痔瘡出血。

☸ 香椿條

配方：鮮香椿葉250克，麵粉適量。

做法：將鮮香椿葉洗淨切碎，調麵糊和食鹽。入油鍋內，成條索狀，炸焦黃後撈出。適量食用。

功效：治痔瘡。

✿ 青果蜂蜜方

配方：青果核、蜂蜜各30克。

做法：將青果核段成炭研末，蜂蜜調服。每日1劑，早晚分服。同時，以少許外搽患處。

功效：治混合痔。

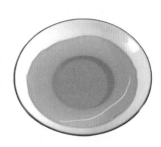

三、月經不調

✿ 羊腎棗酒

配方：羊腎、黑棗適量。

做法：羊腎配黑棗浸酒一個月後，每次取15毫升酒飲用，每日二次。

功效：治月經不調、遺尿。

（黑棗）

（文蛤）

✿ 文蛤方

配方：文蛤30克，蔥、薑適量。

做法：文蛤加蔥、薑煮熟食之。

功效：治月經不調。

（生薑）

（羊肉）

✿ 生薑豆腐肉

配方：豆腐250克，羊肉60克，生薑15克。

做法：將豆腐、羊肉和生薑加鹽等調料煮熟食用。長期食用。

功效：治月經不調。

驚蟄 養生藥方

蕁麻疹、皮膚炎、肝炎、
麻疹及水痘方

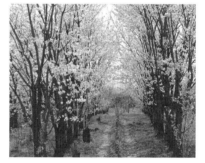

驚蟄是反映物候的節令，時值陽曆三月上半月，天氣漸漸回暖，春雷開始震響，蟄伏泥土裡的冬眠動物和多種昆蟲感於春季溫暖，震驚而出。

驚蟄雖然是一個春暖花開的季節，可是同時也是一個疾病多發的季節。我們在這一節氣中必須儘可能做好疾病預防的工作，例如：

此節氣是德國麻疹、麻疹、水痘和皮膚炎等皮膚病的好發時期：

◎德國麻疹以幼兒發病為多；懷孕婦女特別是妊娠早期得了風疹容易引起胎兒畸形。此病多有發熱，1至2天後面部、頸部皮膚出現淡紅色疹子，在24小時內迅速蔓延至全身，但手掌、足底大多無疹子。少數病人表現為出血性皮疹，有的可合併腦膜炎、關節炎等。在德國麻疹好發季節裡，孕婦盡可能少去人多擁擠的公共場所，外出時盡可能戴口罩。

◎麻疹病毒是通過呼吸道飛沫傳播的，病人咳嗽、打噴嚏可將病毒借飛沫傳播給他人。典型的臨床表現為發熱、流鼻涕、流淚、畏光等，發燒後第四天開始出皮疹，但疹間皮膚顏

色正常，部分病人可合併肺炎、心肌炎、結膜炎、腦炎等，因此，得了麻疹決不可掉以輕心。麻疹病毒抵抗力較弱，在陽光照射下，暴露在流動的空氣中20分鐘即可失去致病力。因此，宿舍、教室、家庭等人口密集的室內要經常開窗通風。

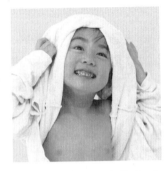

◎每逢春暖花開，水痘便會流行於孩子們之間。這是由病毒引起的傳染性皮膚病，而且傳染性很強。水痘的潛伏期多為半個月，起病較急，先出現發熱、頭痛、咽喉痛、乏力不適、四肢痠痛或噁心嘔吐及腹痛等。發熱通常在39℃以下，一般經過2至5天消退，在發病24小時內出現皮疹。由軀幹向頭面部和四肢蔓延，起初為針尖大小的散發性紅斑，迅速變為丘疹，數小時至1天內發展為綠豆樣的水泡，周圍可有紅暈。水泡開始為清澈的水珠狀，以後逐漸混濁，泡壁薄而易破，常伴有搔癢，2至3天後乾燥結痂，隨後痂皮脫落，2個星期後癒合，不留疤痕。病毒引起的小「豆豆」，由於搔癢，抓破後還會導致皮膚黏膜的繼發感染，甚至會出現急性淋巴結炎、蜂窩性組織炎和敗血症，另外也可併發腎炎、心肌炎。預防水痘首先要做患兒的隔離工作，要從發病到皮膚完全乾燥結痂才可解除隔離，而接觸過水痘患兒的沒有免疫力的兒童，應觀察3個星期。患兒每日要更換內衣，將其洗淨後煮沸30分鐘消毒。患兒的睡房可以開窗曬曬太陽作為消毒。

◎皮膚炎多見於18至30歲的女性，主要表現為脫屑、搔癢、乾裂疼痛等症狀，有的表現為紅斑、丘疹和鱗屑等，還有些女性表現為雀斑增多或褐斑加重，因多發生在桃花盛開季節，故也叫「桃花癬」。因此，應盡量少曬太陽，不用劣質化妝品，多吃新鮮蔬菜，對易致過敏的蝦、蟹等應禁食。

此外，春季是A型肝炎的好發季節，在這段時間裡，特別

是在接觸A型肝炎病人半個月至一個月後的時間裡，凡出現發熱，沒有其他原因的吃不下飯（如吃得過飽、吃了油膩食品、夜間睡眠不足等可以解釋的吃不下飯），甚至飯後噁心、嘔吐、乏力，連上一步樓梯都感費力、面黃、小便像濃茶等症狀時，應及時去醫院診治。

一、蕁麻疹驗方

蒼朮15克，生地15克，蛇蛻15克，石膏10克，知母10克，荊芥10克，大胡麻10克，牛蒡子10克，甘草10克，木通10克，苦參10克。每日1劑，早晚2次水煎服。輕者1劑，重者3劑癒。

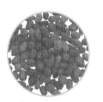

（苦參子）

二、神經性皮膚炎驗方

土槿皮30克，蛇床子30克，百部30克，五倍子20克，密陀僧20克，輕粉5克。共研細末。用時取適量以米醋調成糊狀，敷於患處，上用玻璃紙覆蓋，每日更換1次，治癒為止。此方治癒率高，不易復發。

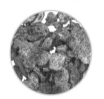

（蒼朮）

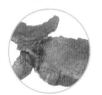

（生地）

三、病毒性肝炎驗方

✺ 馬齒莧飲

配方：鮮馬齒莧150克。
服法：每日1劑，2次水煎服。

（牛蒡子）

（石膏）

✺ 苦菜佛手飲

配方：苦菜18克，佛手6克。
服法：每日1劑，2次水煎服。

（五倍子）

40

❀ 紅棗山楂飲

配方：紅棗20枚，山楂15克。

服法：每日1劑，2次水煎服。

❀ 南瓜茅根飲

配方：南瓜葉25克，茅根15克。

服法：每日1劑，2次水煎服。

（紅棗）　　（山楂）

❀ 青松飲

配方：青松針（葉）30克。

服法：每日1劑，2次水煎服。

按注：在流行期連服數日。適用於預防病毒性肝炎。

（茅根）　　（茵陳蒿）

❀ 玉米茵蒲飲

配方：玉米鬚30克，茵陳蒿、蒲公英各15克。

服法：每日1劑，2次水煎服。

（玉米）

❀ 橘皮葡葉飲

配方：鮮橘皮30克，葡萄葉15克。

服法：每日1劑，2次水煎服。

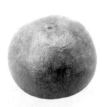

❀ 胡蘿蔔飲

配方：香菜30克，胡蘿蔔60克。

服法：每日1劑，2次水煎服。

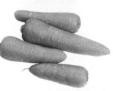

❀ 白蘿蔔飲

配方：白蘿蔔1個，綠豆30克。

服法：每日1劑，2次水煎服，連服3至4週。

🌸 紅豆苡仁湯

配方：紅棗10枚，紅豆20克，苡仁10克。

服法：每日1劑，2次水煎服。

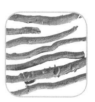

🌸 紅棗田螺湯

配方：紅棗10枚，田螺100克。

服法：將紅棗、田螺洗淨，2次水煎服。每日1劑。

🌸 絲瓜汁

配方：絲瓜適量，蜂蜜少許。

做法：將絲瓜洗淨，切成小塊，用搾汁機搾取原汁，貯瓶備用。

服法：每日2至3次，每次30毫升用蜂蜜調服。

四、德國麻疹驗方

🌸 板藍根湯

配方：板藍根10克。

服法：水煎分3次服。

（板藍根）

🌸 蘆根竹葉飲

配方：蘆根30至60克，竹葉心30克。

服法：煎水代茶，頻服。

（蘆根）　　（茯苓）

🌸 板藍銀花湯

配方：銀花10克，甘草3克，板藍根30克，殭蠶10克。

服法：煎湯代茶飲。

（銀花）　　（殭蠶）

菊花甘草飲

配方：菊花15克，蟬蛻、甘草各5克。

服法：煎水代茶飲。

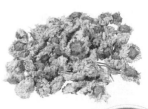

散疹茶

配方：生地9克，蒼朮3至6克，茶葉1至3克。

做法：將蒼朮、生地加水煎，並以煮沸的藥汁沖泡茶葉於杯內。

服法：每日1劑，不拘時段慢慢飲服，至全身汗出為止。

功效：針對德國麻疹初起發熱惡寒。

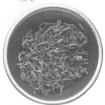

（茶葉）

銀蟬散

配方：金銀花3克，蟬蛻3克，甘草1克，竹葉1克。

服法：製為散，用沸水沖泡10分鐘，飲服。

功效：針對德國麻疹皮疹作癢、煩躁不寧。

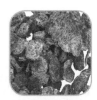

（蒼朮）

外治方一

配方：枯礬適量。

做法：取適量枯礬研為細末，投入熱酒中和勻，用棉球蘸酒搽患處。

功效：適用於小兒德國麻疹引起的搔癢。

（蟬蛻）

外治方二

配方：鮮地膚子、鮮蒼耳子適量。

做法：上述兩藥材加水煎湯，搽洗患處。

功效：適用於德國麻疹作癢。

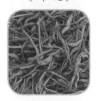

（金銀花）

（地膚子）

五、麻疹驗方

（一）中醫辨證分型治療

✳ 邪襲肺衛（疹前期）

症狀：發熱惡寒，噴嚏咳嗽，目赤流淚，倦怠思睡，口頰有麻疹斑，舌苔薄白或微黃，脈浮數。

配方：治以辛涼透表，方用銀翹散加減。銀花12克，連翹12克，牛蒡子12克，浮萍10克，前胡10克，淡豆豉10克，蟬蛻6克，升麻6克，葛根10克。

服法：水煎服，每日1劑。

（連翹）

（牛蒡子）

✳ 邪留氣分（見形期）

症狀：高熱不退，肌膚灼熱，咳嗽加劇，煩躁不安，口渴欲飲，舌質紅苔黃，脈洪數。皮疹循序透發，初起稀疏，色較鮮紅，逐漸稠密，融合成片，色轉暗紅，分布週身。

配方：治以清熱解毒、透疹，方用清解透表湯加減。西河柳15克，蟬蛻6克，葛根12克，牛蒡子12克，紫草根12克，浮萍10克，元參12克。

服法：水煎服，每日1劑。

（升麻）

（葛根）

✳ 邪傷氣陰（疹歿期）

症狀：皮疹按出現的順序依次退疹，並見糠皮樣脫屑及皮膚棕褐色斑，熱退身涼，食納增加，或遺有潮熱，口渴乏力，舌紅少苔，脈細數。

配方：治以益氣養陰兼清餘邪，方用沙參麥冬湯加減。沙參15克，麥冬12克，生地15克，元參12克，黨參12克，白薇10克，扁豆12克，蘆根30克，丹皮10克。

服法：水煎服，每日1劑。

❋ 麻毒閉肺

症狀：高熱不退，咳嗽劇烈，氣促血煽，喉間痰鳴，疹出不透，甚則口唇青紫，舌紅絳、苔薄黃，脈滑數。

配方：治以清熱解毒、宣肺化痰，方用麻杏石甘湯加減。麻黃6克，杏仁10克，生石膏30克，銀花12克，連翹12克，魚腥草30克，紫草10克，蟬蛻6克，天竺黃19克。

服法：水煎服，每日1劑。

❋ 心陽虛脫

症狀：面色蒼白，手足冰冷，冷汗淋漓，疹出不透，神昏不安，舌淡苔白，脈沉細。

配方：治以回陽救逆，方用參附湯加減。人參12克，附片6克（先煎），黃耆30克，桂枝9克，五味子10克，麥冬10克，龍骨10克，甘草9克。

服法：水煎服，每日1劑。

❋ 邪閉心包

症狀：高熱神昏，譫語煩躁，面赤氣粗，疹出不暢，或疹密色紫，時有抽搐，舌質紅絳、苔黃燥，脈滑數。

配方：治以清熱解毒、開竅醒神，方用清營湯加服安宮牛黃丸或紫雪丹。犀角3克（水牛角30克代），生地12克，山梔10克，黃連9克，丹皮10克，地龍10克，菖蒲10克，鬱金9克。

服法：水煎服，每日1劑。

（五味子）　　（龍骨）　　（魚腥草）　　（桂枝）

✴ 麻毒攻喉

症狀：咽喉腫痛，聲音嘶啞，嗆咳嘔吐，煩躁不安，甚則呼吸困難，張口抬肩，顏面紫紺，舌紅苔黃，脈浮數。

配方：治以清熱解毒、利咽消腫，方用清咽利膈湯加減。銀花12克，連翹12克，元參15克，桔梗10克，射干10克，牛蒡子12克，紫草12克，胖大海10克，甘草6克。

服法：水煎服，每日1劑。

✴ 邪竄血分

症狀：壯熱不退，煩躁不安，斑疹稠密、融合成片、顏色紫暗，甚則鼻衄、肌衄，舌紅苔黃，脈數。

配方：治以清營涼血、解毒化斑，方用化斑湯加減。犀角3克（沖服），生地12克，山梔10克，元參15克，白茅根30克，丹皮10克，紫草12克，板藍根30克，三七9克。

服法：水煎服，每日1劑。

✴ 麻疹後潮熱

症狀：麻疹雖收，潮熱日久不解，五心煩熱，形體消瘦，口渴多飲，舌紅少苔，脈細數。

配方：治以滋陰清熱，方用青蒿鱉甲湯。青蒿15克，鱉甲15克，地骨皮15克，丹皮10克，知母10克，細生地15克，元參12克，玉竹10克，麥門冬10克。

服法：水煎服，每日1劑。

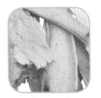

（桔梗）

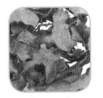

（射干）

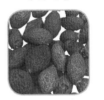

（胖大海）

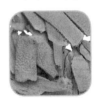

（鱉甲）

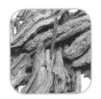

（地骨皮）

（二）單方驗方

❀ 浮萍芫荽湯

配方：浮萍9克，芫荽(香菜)9克。

服法：水煎分服。

功效：用於麻疹初起、疹透不暢者。

（芫荽）

❀ 紫草飲

配方：紫草、赤芍、麻黃、當歸、甘草各等份。

服法：上述藥材共研為粗末，每服10克，以水1杯煎服。

功效：用於麻疹初起、疹透不暢者。

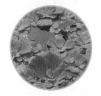

（浮萍）

❀ 兒茶飲

配方：兒茶9克。

服法：用滾水泡飲，少量多次分服。

功效：適用於麻疹後聲音嘶啞。

（赤芍）

❀ 貫眾散

配方：貫眾製成粉劑。

服法：6個月至3歲小兒，每次服0.25克，每日2次，連服3日為一期，每隔1個月使用一期。

功效：用於預防麻疹。

（當歸）

❀ 紫草飲

配方：紫草2至3克。

服法：水煎，分3至4次服用。

功效：用於預防麻疹。

（甘草）

（三）外治法

✿ 蕎麥麵團揉身法

配方：蕎麥60克，雞蛋清1個。

做法：蕎麥、蛋清調和一處，揉成麵團，如核桃大，加香油少許，在患者週身揉搓，以皮膚潮紅為度。每日3次，每次30分鐘。

功效：適用於麻疹併發肺炎。

✿ 蠶砂洗沐法

配方：晚蠶砂30克。

做法：晚蠶砂放入鍋內，加水適量煎煮取湯，倒入盆中，待溫後用於洗患處，每日2次，連洗3至4日。

功效：適用於皮膚發癢起疹，抓破後出血如瘡。

✿ 蒸氣熱敷法

配方：麻黃、浮萍、芫荽、黃酒各適量。

做法：麻黃、浮萍、芫荽用黃酒加水適量煮沸，使水蒸氣布滿室內，再用熱毛巾蘸藥液熱敷頭面或胸背。

功效：對麻疹透發不利者，頗有療效。

六、水痘驗方

（一）中醫辨證分型治療

✿ 風熱型

症狀：無發熱或發熱較輕，1至2日內出疹，先於軀幹、頭面部見紅色小丘疹，疹色紅潤，包漿清亮，根盤紅暈不明顯，水泡稀疏；伴有鼻塞流涕、咳嗽噴嚏等，脈浮數，舌質淡紅、苔薄白。

配方：銀翹散加減。銀花15克，連翹15克，牛蒡子12克，薄荷10克，桔梗10克，荊芥6克，竹葉6克，鮮茅根20克，紫花地丁15克，板藍根15克，甘草6克。

服法：水煎服，每日1劑。

按注：若溼邪較重，可加滑石、木通等利水滲溼之品；疹邊有紅暈者，加丹皮、赤芍等；皮膚搔癢甚，加蟬衣、殭蠶等。

✽ 毒熱型

症狀：發熱較高或壯熱不退，煩躁不安，口渴欲飲，面紅目赤，水痘過密，疹色紫暗，包漿晦濁；或伴有口舌生瘡，牙齦腫痛，大便燥結，小便短黃，脈洪數或沉實，舌質紅或絳，舌苔黃燥而少津。

配方：清營湯合清胃散加減。水牛角10克，生地15克，丹參10克，玄參10克，麥冬12克，黃連6克，銀花15克，連翹12克，當歸12克，丹皮15克。

服法：水煎服，每日1劑。

按注：疹色深紅者可加紫花地丁、紫草、山梔清熱涼營；陰津耗傷甚、口乾燥者加花粉、麥冬、蘆根等養陰生津；牙齦腫痛、口舌生瘡、大便乾燥者，加服硝黃粉或大黃、枳實等瀉火通腑。

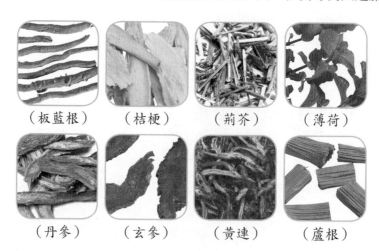

（板藍根）　（桔梗）　（荊芥）　（薄荷）

（丹參）　（玄參）　（黃連）　（蘆根）

（二）單方驗方

❀ 銀花甘草飲

配方：銀花12克，甘草3克。

服法：水煎服，每日1劑，連服2至3天。

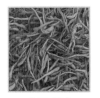

（銀花）

❀ 蘆根野菊飲

配方：蘆根60克，野菊花10克。

服法：水煎服，每日1劑，連服2至3天。

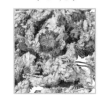

（菊花）

❀ 黃芩木通散

配方：黃芩5克，木通2.5克。

服法：共研為細末或水煎，分3至4次口服。若服散劑，其量減半。

功效：本方有清熱利溼之功，適用於水痘溼熱較盛者。

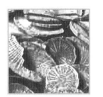

（木通）

❀ 三豆湯

配方：黑豆、綠豆、赤小豆各60克（生用），甘草90克。

做法：將豆淘洗乾淨，同甘草用水煮至豆熟為度，去甘草將豆曬乾，又入汁再浸，再曬乾。

服法：逐日取豆任意食用。

功效：適用於痘疹將發之際，服之令多者少、少者可無或有終生不出者。

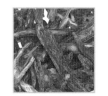

（黃芩）

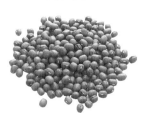

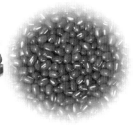

50

🌸 水痘方

配方：柴胡3克，茯苓6克，桔梗3克，生甘草1.5克，黃芩1.5克，竹葉10片，燈草1團。

服法：水煎服。

功效：適用於水痘輕症。

🌸 紫草陳皮飲

配方：紫草0.3克，陳皮0.15克。

服法：共研為粗末，以水煎服。

功效：適用於小兒痘瘡紫暗、發出不暢。

（三）外治法

🌸 苦參芒硝洗液

配方：苦參30克，浮萍15克，芒硝30克。

做法：水煎外洗，每日2次。

🌸 止癢藥方

配方：地膚子30克，殭蠶15克，白蘚皮15克，芥穗15克，茵陳15克，敗醬草15克，白礬9克，白芷9克。

做法：共為細末，擦於患處，每日2至3次。

🌸 青黛散

配方：青黛、黃柏、石膏、滑石各等份。

做法：研為細末，撒布患處，或用麻油調敷，每日1至2次。

功效：適用於痘疹破潰，繼感邪穢時。

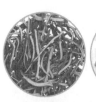
（柴胡）

（黃柏）

（白蘚皮）

（陳皮）

（苦參子）

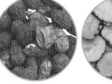
（白芷）

（地膚子）

（石膏）

春分 養生藥方

春瘟、外感風寒、小兒水痘方

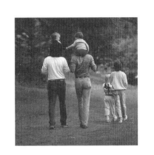

按照八卦記時法，春分節氣正處於八卦中的大壯卦。卦象為，內卦是乾卦，外卦是震卦，震為雷，乾為天，所以稱作雷天大壯。由卦象中我們可以看出，此時為四陽二陰，說明陽氣已十分強壯。此時大地上的所有生物都已長得強壯起來，包括細菌在這一季節也繁殖得很快，所以這時流行性傳染病很多。又由於卦中還存有兩個陰爻，所以天氣還會有變冷的現象。春分交節的這幾天，溫度與溼度往往相差很大，氣候上會有劇烈的變化，體弱的人容易生病，有舊病的人容易復發，尤其是曾有多次產子經驗的婦女要注意，盡量少聲色的刺激，不要過分憂鬱。這段節氣中春暖日和，當遊園踏青，以攄帶情，以暢生氣，不可兀坐以生抑鬱。

由於此季節病菌活躍，是傳染病多發時期。因此，為了保護我們的身體健康，注意環境衛生也是非常重要的。環境衛生不僅僅指室內衛生，也包括室外的衛生，不管是室內還是室外，一定要把不起眼的角落和陰暗死角的污垢清掃乾淨。平常可以藉由使用清潔劑、消毒劑來殺死病菌；家庭裡保持乾淨和空氣流通；餐具茶具天天洗，餐前最好是用開水將碗筷沖洗一下；廚房、衛生間的油煙、臭氣要排除掉，減少空氣污染。另外，調節好溫溼度，室內擺放物品時注意溫溼度的調配。

一、防春瘟方

春瘟是現代醫學所說的發生在春天的多種流行性急性傳染病的總稱，如流行性腦膜炎、流行性感冒、流行性腮腺炎、德國麻疹、麻疹等。除了基本的疫苗預防注射外，中醫專家也主張以非藥物性的食物預防「春瘟」為好，現在就介紹幾種非藥物性食療如下：

✳ 蔥豉湯

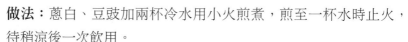

配方： 蔥白3株、豆豉10克。

做法： 蔥白、豆豉加兩杯冷水用小火煎煮，煎至一杯水時止火，待稍涼後一次飲用。

✳ 參蘇飲

配方： 人參、葛根、紫蘇葉、前胡、雲苓、姜半夏各15至20克，陳皮、桔梗、枳殼、木香、甘草各10至15克。生薑3片、大棗3枚。

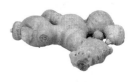

服法： 可將上述藥材製成散劑、丸劑以沖服、口服，或將藥材稍煎至沸騰後飲服均可。

✳ 薺菜代茶

配方： 薺菜帶根30克。

做法： 加水煮後代茶飲。

服法： 每日5至6次，4至5天為一療程，間隔幾天再服一個療程。

功效： 預防麻疹和流行性腦膜炎。

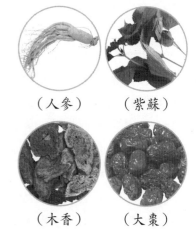

（人參）　　（紫蘇）

（木香）　　（大棗）

❀ 蘿蔔蔥白飲

配方：蘿蔔、蔥白各適量。

做法：取鮮蘿蔔切片，加蔥白、水煮沸後代茶飲用。

服法：早晚各一次，連服4至5天為一療程。

按注：若用生蘿蔔汁加糖，每日早、中、晚各一匙，預防流行性感冒效果更佳。

❀ 鮮荸薺

配方：荸薺15個，石膏15至30克。

做法：荸薺削皮，加石膏、水同煮沸，再加入白糖。

服法：每日1至2次，連服3至4天。

功效：對於預防流行性腦膜炎效果好。

按注：脾虛體弱者不宜久服。

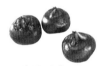

（荸薺）

（石膏）

❀ 綠豆菜心燉

配方：綠豆60克，白菜心3個。

做法：將綠豆煮爛，再加入白菜心，煮至熟後食用。

服法：每日一劑，分2次吃，連服四天。

功效：預防流行性腮腺炎。

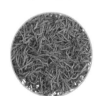

（金銀花）

❀ 金銀菊花飲

配方：野菊花、金銀花各6至10克。

做法：加水煎服。

服法：在流行季節裡以此代茶，連服一星期。

功效：對流行性感冒、流行性腮腺炎有一定預防效果。

（菊花）

二、外感風寒方

◎**症狀**：發熱惡風或微惡寒，頭痛，鼻塞流濁涕，咳嗽痰黃，口乾渴，咽喉紅腫疼痛，舌邊尖紅，苔薄黃，脈浮數。

◎**配方**：銀翹散。成分有銀花、連翹、桔梗、薄荷、竹葉、生甘草、芥穗、淡豆豉、牛蒡子、鮮蘆根。

◎**服法**：水煎服，一日兩次。

◎**加減**：鼻塞頭痛明顯者，加蒼耳子、辛夷、白芷；咽痛較重者，加元參、馬勃、板藍根；口渴甚者，加天花粉；熱甚者，加黃芩。

三、小兒水痘驗方

✻ 水痘方一

配方：葦根9克，桑葉5克，蟬蛻3克，薄荷1克，淡豆豉5克，山梔衣2克，金銀花6克，連翹6克，紫地丁6克。

做法：水煎服。此為3歲左右兒童用量。

功效：治水痘。症見水痘初起、發熱、微癢。

加減：若水痘渾濁、周圍紫紅，可酌加板藍根、蒲公英、生地等涼血解毒藥。

✻ 水痘方二

配方：金銀花6至10克，連翹6至10克，六一散（包）6至10克，車前子6至10克，紫花地丁

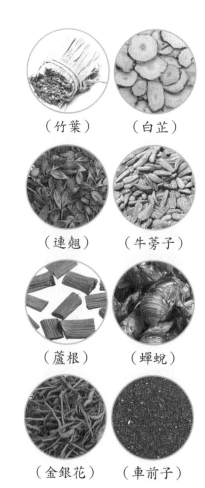

（竹葉）　（白芷）

（連翹）　（牛蒡子）

（蘆根）　（蟬蛻）

（金銀花）　（車前子）

10至15克，黃花地丁10至15克。

做法：以上藥水煎50至100毫升，分2至3次服，也可煎後外洗患部。

功效：治小兒水痘，症見痘滲發於軀幹、頭面、四肢、掌足心、口腔和眼結膜，另有發熱，伴咳嗽、流涕、咽部充血、腹瀉、口腔潰瘍、舌淡紅苔薄或見白膩苔、舌紅苔薄黃或苔黃膩黃燥而厚，見浮脈、浮數脈、洪數脈。

加減：搔癢者，加蟬衣；發熱無汗者，加荊芥、薄荷；煩熱口渴者，加石膏、知母；痘疹根暈大而色赤者，加赤芍、丹皮；疹色深紅者，加紫草；口舌生瘡者，加黃連、生甘草；大便乾結、舌紅苔黃燥而厚者，加生軍或熟軍；舌紅津少者，加生地、麥冬。

❀ 水痘方三

配方：蒲公英6克，金銀花10克，紫地丁6克，連翹10克，黃芩5克，蘆根10克，炒梔衣3克，薄荷2.4克，蟬蛻3克，木通3克，滑石10克，甘草3克。

功效：用於水痘出痘期治療。

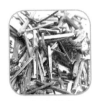

（荊芥）

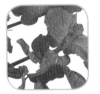

（薄荷）

（石膏）

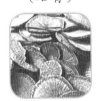

（木通）

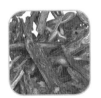

（黃芩）

清明 養生藥方

小兒感冒、急性病症方

節氣諺語
清明不戴柳,
紅顏成皓首。

清明是一個重要的節氣,此節氣的養生對身體健康有著重要的意義。此時的天氣,除交節的幾天有可能出現倒春寒的情況,基本上不會再有寒流出現了。只不過多雨也是這一季節的特點,所以說氣溫會隨著降雨而降低,雨過天晴後,氣溫趨向不斷升高。

在這個節氣中要特別注意不要感冒,衣著要適當,居室裝飾避免有毒材料,經常通風換氣。旅遊外出時,盡量不到野花叢生的地方,同時應準備一個口罩,以備不時之需。

一、小兒上呼吸道感染

✳ 荊芥石膏茶

配方:荊芥穗9克,生石膏30克,知母9克,山藥9克,金銀花9克,蘆根24克,甘草3克。

做法:藥品放入砂鍋內,加水1000毫升煎沸20分鐘,取汁倒入茶杯,待溫後代茶飲用。

服法:每日1劑,連服3至7日病可痊癒。

功效：適於冬、春季小兒病毒性上呼吸道感染，發燒時間長、咽充血不明顯、白血球指數不高者飲用。

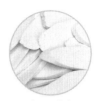

（山藥）

❋ 荊芥生地茶

配方：荊芥穗、生地、元參、知母、黃芩、連翹、板藍根各9克，薄荷、桔梗、竹葉各3克，生石膏18克。

做法：將上藥放入砂鍋，加水1500毫升，煎沸20分鐘，取汁倒入茶杯，待溫代茶飲用。

服法：每日1劑，分3次飲服，連服3至8日痊癒。

功效：適於細菌性呼吸道感染、扁桃腺炎、咽炎、白血球指數增高者飲用。

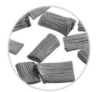

（蘆根）

二、急性上呼吸道感染

由病毒或細菌引起的鼻、鼻咽或咽喉等局部性急性炎症的總稱。起病較急，輕者僅有一些上呼吸道炎症反應，如打噴嚏、鼻塞、流清涕等，重者伴畏寒、發熱、頭痛、乏力等。如無併發症，1至7日內症狀消退，7至10日痊癒。冬、春季發病較多，可繼發支氣管炎、鼻竇炎、腎炎、風溼熱等。參考藥方有：

（板藍根）

◎**雙解散**：柴胡、黃芩、銀花各10克，甘草6克，蒲公英、板藍根各24克，知母、連翹、青蒿各15克，大黃6克（後下）。以水煎服，每日1劑。適用於症狀較重、體溫較高者。

◎**荊銀湯**：荊芥、防風各10克，銀花、連翹各15克，杏仁、柴胡、甘草各12克，蒲公英、牛蒡子各20克。以水煎服，每日1劑。

◎**生薑糖**：生薑3片，大棗5枚，紅糖適量。煎湯，頻飲，使汗微出。

◎**銀花茶**：銀花30克，甘草10克，生薑3至5片。煎湯代茶頻飲。

穀雨養生藥方

胃潰瘍、胃炎、神經痛
及關節炎方

節氣諺語

穀雨下雨，
四十五日無乾土。

穀雨節氣後降雨增多，空氣中的溼度逐漸加大，此時我們在調攝養生中不可脫離自然環境變化的軌跡，通過人體內部的調節使內環境（體內生理變化）與外環境（外界自然環境）的變化相適應，保持正常的生理功能。

穀雨節氣以後是神經痛的發病期，如肋間神經痛、坐骨神經痛、三叉神經痛等等。這裡提醒朋友們一旦發病不要緊張，可根據不同的病因，對症治療。

◎就肋間神經痛而言，多為臨床常見的一種自覺症狀，表現為一側或兩側脅肋疼痛，中醫將其稱為「脅痛」。《靈樞·五邪》上說：「邪在肝，則兩脅中痛。」《素問·藏氣法時論》又說：「肝病者，兩脅下痛引少腹。」從病因病機上講，肝位於脅部，其脈分布於兩脅，故肝臟受病，往往出現脅痛的症狀。且肝為風木之臟，其性喜調達，惡抑鬱，如遇情志鬱結，肝氣失於疏洩，絡脈受阻，經氣運行不暢，均可發為脅痛。若肝氣鬱結日久，氣滯產生血瘀，或因跌撲閃挫引起絡脈停瘀，也可導致血瘀脅痛。不論何種病因，其根本都與肝氣不舒有關，因此在治療上都離不開疏肝行氣，活血通絡的原則。

◎坐骨神經痛是指在坐骨神經通路及其分布區內的疼痛而言，多表現在臀部、大腿後側、小腿踝關節後外側的燒灼樣或針刺樣疼痛，嚴重者痛如刀割，活動時加重。本病屬傳統中醫

學的「痺證」範疇，痺有閉阻不通的含義。其病因不外乎風、寒、溼邪侵襲經絡，致使該經氣血痺阻不暢所致。根據臨床症狀不同，可分為四種類型：感受風邪為主的，疼痛呈遊走性者，稱為行痺；感受寒邪為主的，疼痛劇烈者，稱為痛痺；感受溼邪為主，表現痠疼、麻木、困重者，稱為著；發病急劇，伴有發熱症狀者，稱為熱痺。凡是患上坐骨神經痛者，都應根據上述四型，辨證施治，以疏通經絡氣血的閉滯，祛風、散寒、化溼使營衛調和而痺病得解。

◎三叉神經痛是面部特定的部位出現陣發性、短暫性劇烈疼痛，多發生於面部一側的額部、上頜或下頜部，疼痛常突然發作，呈閃電樣、刀割般難以忍受。該病的發病年齡多在中年以後，女性患者較多。其病因多為感受風寒之邪，客於面部經絡，致使經絡拘急收引，氣血運行受阻，而突然疼痛。《素問・舉痛論》說：「寒氣入經而稽遲，泣而不行，客於脈外則血少，客於脈中則氣不通，故卒然而痛。」

另外，這一時期也是胃病的易發期。胃病一般是指慢性胃炎與消化道潰瘍而言。慢性胃炎由於疾病進展慢，得不到人們足夠重視，往往使病情惡化。消化道潰瘍一般是指胃、十二指腸出現組織缺損，而引起胃炎的各種因素都是潰瘍形成的直接或間接原因。慢性胃炎常常表現為上腹部不適、燒灼感、食慾不振、口苦、倦怠、消瘦、貧血、頭暈等。如果有規律性反覆發作的上腹痛，伴有泛酸、噁心、嘔吐，並出現嘔血、柏油樣便，那就說明是得了胃十二指腸潰瘍。

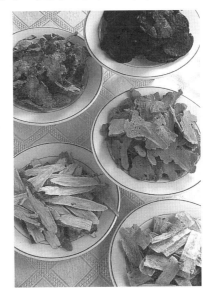

如有上述症狀，應及時求醫就診。通過現代醫學檢查，胃病不難確診，根據不同類型的表現，可採取對症治療或對因治療的措施。關於慢性胃炎與胃十二指腸潰瘍的治療，方法很多，消除病因是治療的關鍵，如戒菸、戒酒、不暴飲暴食、不飢餓無度、少吃多餐和避免食用對胃有刺激的食物和藥物等。中藥中有許多藥對治療胃病是行之有效的，也可以運用中醫辨證施治理論，根據患者的體質、年齡、發病季節、體徵、症狀等靈活用藥，效果更為滿意。

一、治胃潰瘍單方

甘草250克，蜂蜜500克。將甘草放入藥壺熬3次後，放入瓶內。服前先將熬好的甘草藥水3匙放在杯裡，然後再放入20匙蜂蜜，攪拌均勻，每天分兩次空腹喝完。服藥後，大便次數增加，並逐漸便稀，大便似有膿血排出。一般一週可癒，病久且長的患者，需二週。注意：這一個月內需吃軟食。

（甘草）

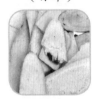
（白芍）

二、慢性胃炎驗方

慢性胃炎常見有慢性淺表性胃炎、慢性萎縮性胃炎等等，隨著病因不同會引起各種慢性胃黏膜炎性病變，往往病程遷延時日，且缺乏特異性症狀，基本症狀有程度不同的消化不良如食後飽脹、噯氣或食慾減退、噁心等，也可伴發貧血、消瘦、舌炎、腹瀉等。在中醫治療上可用藥方如：

◎**胃炎寧膠囊**：水飛滑石、醋制元胡、炒白芍、甘草各等份。研末為篩，裝膠囊（每丸0.6至0.7克），每次5丸，每日3次。適用於慢性淺表性胃炎。

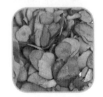
（烏藥）

（高良薑）

◎扶脾益陰湯：烏藥、桂枝、高良薑、黨參、玉竹各10克，降香、白芍、香櫞皮各12克，百合15克，丹參30克，砂仁、炙甘草各6克。水煎服，每日1劑，30日為1療程。適用於慢性萎縮性胃炎。

◎扁豆飲：炒扁豆、黨參、玉竹、山楂、烏梅各等份，水煎至豆熟透時，加白糖適量飲用。適用於各型胃炎，尤其是慢性萎縮性胃炎。

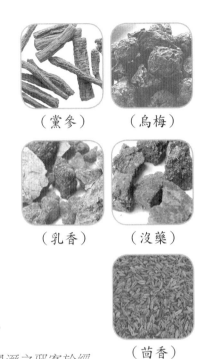

（黨參）　（烏梅）

（乳香）　（沒藥）

（茴香）

三、坐骨神經痛驗方

中醫認為本病主要是由於風寒或風溼之邪客於經絡，經氣阻滯，不通則痛，如遷延日久，出現氣滯血瘀，纏綿難癒。

❀ 熨穴法

藥方：食鹽1000克，茴香、生川烏、生草烏各100克。

做法：將以上四味藥放鍋內炒熱，布包熨腎俞、白環俞、環跳、承扶、殷門、委中、陽陵泉，每穴熨1刻鐘，冷後可再炒熱用。每日2至3次，1週為一療程，一般3至7天即可緩解或症狀消失，注意不要過燙，以免引起燙傷。

按注：如遷延日久，表現為痛有定處、痛如針刺、舌質紫黯、舌有瘀點或瘀斑，可配合活血祛瘀具有止痛功效的內服湯藥，以緩解其症狀。

❋ 神經痛方一

藥方：當歸15克，乳香、沒藥、桃仁各10克，細辛3克，黃耆、川牛膝（川牛七）、雞血籐、丹參各30克，蜈蚣1條，地龍12克。

做法：水煎內服，每天1劑，直到症狀消失為止。

❋ 神經痛方二

藥方：當歸15克，牛膝（牛七）15克，白芍30克，威靈仙30克，雞血籐30克，桂枝10克，制川、草烏各3克，細辛3克，甘草10克。

做法：用水煎服，每日2次。

❋ 舒筋活絡湯

藥方：制乳香12克，制沒藥12克，當歸20克，川芎15克，丹參30克，玄胡15克，杜仲15克，川斷15克，雞血籐30克，獨活12克，威靈仙15克，川牛膝15克，地龍15克，甘草10克。

做法：每日1劑，水煎兩遍混勻，早晚分服。

（威靈仙）

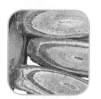

（雞血籐）

❋ 定痛湯

藥方：雞血籐、絲瓜絡各30克，當歸、牛膝、杜仲、獨活各15克，威靈仙、玄胡、地龍各12克，桂枝9克，紅花、川芎各6克。

做法：每天1劑，水煎2次，合為1碗，兌酒少許，分早午晚服。疼痛較劇者，每天2劑。藥渣加水復煎，濾取藥液，趁熱先熏後洗，再敷痛處，早晚各1次，每次20分鐘，藥液洗後保留，加熱後再次使用。10天為1個療程，直至疼痛及伴隨症狀消失。

按注：治療期間應避風寒及重體力，孕婦、月經過多、有出血傾向者禁服本方。

（川牛膝）

（紅花）

✺ 治痛方

藥方：虎杖、老鶴草、牛膝各15克。

做法：用水煎服，每日2次。

✺ 通筋方

藥方：大通筋、南天竹各60克。

做法：用水煎服，每日2次。

✺ 獨活寄生湯

藥方：獨活9克，熟地黃12克，茯苓9克，桑寄生9克，當歸9克，杜仲（炒）9克，白芍12克，秦艽9克，牛膝9克，防風9克，川芎6克，黨參9克，細辛6克，桂枝6克，生甘草3克。

做法：水煎服，每日一劑，第一次煎後口服，第二次煎後可口服，也可加大水量後外洗。

（熟地黃）

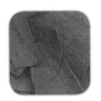

（杜仲）

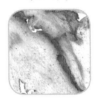

（獨活）

四、關節炎單方

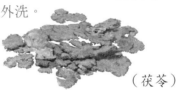

（茯苓）

✺ 桑枝方

藥方：鮮嫩桑枝30克。

做法：用白酒將桑技炒後，再用水煎服。

功效：因溼邪侵襲關節經絡，症見關節疼痛。治宜除溼、通絡。

按注：桑枝苦、平，有祛風溼、利關節、行水氣等功效。治風寒溼痺、四肢拘攣、肌膚風癢。

✺ 虎杖方

藥方：虎杖100克。

做法：虎杖用高粱酒1斤浸泡7日，每日服一小杯酒，孕婦忌服。

功效：因氣虛、風寒溼邪侵入血脈肌體，症見週身疼痛、沉重、

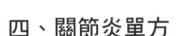

麻木、項背拘緊。治宜益氣和營、祛風利溼。

按注：虎杖苦、平，有祛風、利溼、破瘀、通絡等功效，治風溼、筋骨疼痛。

✿ 獨活方

藥方：獨活20克。

做法：用水煎服。

功效：因風寒溼邪侵襲關節經絡，症見關節疼痛，痛無定處。治宜祛風散寒、利溼。

按注：獨活辛、苦、溫，有祛風、滲溼、散寒、止痛等功效。

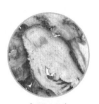

（獨活）

✿ 淫羊霍

藥方：淫羊霍250克。

做法：將淫羊霍切細後，用白酒泡浸7天，適量服。

功效：因房事過度傷腎，症見腰背傴曲不能伸、下肢攣曲、腰痛遺精。治宜益腎、祛邪。

按注：淫羊藿辛、甘、溫，有補腎壯陽、祛風除溼作用，治風溼痺痛、四肢不紅、腰膝無力等。

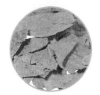

（淫羊霍）

✿ 柳枝方

藥方：柳枝2克。

做法：將柳枝研細加酌量茶葉，沖泡代茶飲。

功效：因風寒溼邪侵襲關節、經絡，症見四肢重著、肌膚頑麻、關節疼痛，痛有定處，遇陰雨發作。治宜除溼、祛風逐寒。

按注：柳枝苦、寒，有祛風利水、止痛消腫等功效。治風溼痺痛、氣血凝滯等症。

（茶葉）

❀ 白芥子方

藥方：白芥子15克。

做法：將白芥子、生薑同研細末，貼於痛處。

功效：因風寒溼邪侵襲關節、經絡，症見四肢關節疼痛，痛勢較劇，遇寒更甚，得熱痛減。治宜溫經、散寒。

按注：白芥子辛、溫，有溫中散寒、通絡止痛等功效。治中風不語、四肢痺痛麻木、跌撲腫痛等症。

❀ 木瓜根方

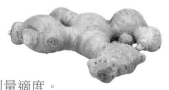

藥方：木瓜根250克。

做法：將木瓜根泡白酒服，每日3次，劑量適度。

功效：因風寒溼侵入關節、經絡，症見關節肌肉疼痛不止。治宜祛風散寒。

按注：木瓜根酸、澀、溫，有祛溼、舒筋等功效。治溼痺、痛痺。

❀ 絲瓜絡方

藥方：絲瓜絡500克。

做法：將絲瓜絡用火煉焦，研細末，加紅糖沖服，每次3克。

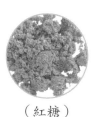

（紅糖）

功效：因風寒溼邪侵襲於筋，症見筋脈拘攣、關節疼痛等。治宜通經、活絡。

按注：絲瓜絡甘、平，有通經絡、清熱化痰等功效。

五、關節炎驗方

❀ 熄風通絡湯

藥方：桑枝12克，忍冬籐12克，白芍12克，萆薢12克，秦艽10克，當歸尾12克，蠶砂10克，豨薟草15克，薏苡仁15克，甘草1.5克。

做法：水煎服，每日1劑。

功效：活絡袪溼，熄風緩痛。可治慢性風溼性關節炎、類風溼性關節炎、關節疼痛不利、日久不癒或反覆發作者。

加減：有惡風寒、無汗、身痛等症者，加蘇葉、防風；關節腫大、屈伸不利者，加竹節；小指關節腫大僵硬者，加殭蠶、蜈蚣、白花蛇草；手足心熱、關節腫脹熱痛者，加生地、丹皮；心悸短氣、自汗惡風者，加丹參、炙遠志、黃耆。

（白芍）

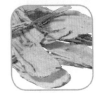

（當歸尾）

✳ 瀉下蠲痺湯

藥方：豬苓6克，黃芩15克，廣木香3克，厚朴15克，蜈蚣2條，黃柏6克，朴硝15克，山柰6克，小活血12克，大黃15克，全蠍3克，藿香3克，生甘草3克。

做法：水煎服，每日1劑。

功效：袪風散寒，燥溼清熱。可治痺症日久化熱、肢體關節肌肉疼痛、小便不利、大便祕結或溏而不暢、用諸疏風散寒燥溼清熱之方無效者。

（殭蠶）

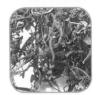

（白花蛇草）

✳ 通痺靈方

藥方：桂枝10克，麻黃10克，白芍15克，防風15克，制川烏12克，知母12克，白朮15克，制乳香10克，制沒藥10克，制馬錢子0.6克，蘄蛇10克，全蠍6克，川斷20克，黃精15克。

做法：水煎服，每日1劑。

功效：袪風散寒，除溼活血，通絡止痛及補肝腎。可治類風溼性關節炎、僵直性脊椎炎、坐骨神經痛及頸椎病等。

✳ 烏蛇袪溼湯

藥方：破故紙5克，巴戟天5克，烏蛇肉6克，川桂枝2.4克，伸筋草10克，地龍肉6克，酒當歸6克，嫩桑技15克，酒川芎3克，赤白芍5克，桑寄生15克，節菖蒲5克，桑螵蛸6克，生銀杏10枚（連皮），炙甘草5克，虎骨膠3克。

做法：水煎服，每日1劑。

功效：散風活血，通絡止痛。可治類風溼性關節炎，症見週身關節腫痛、發熱、十指及肘部拘攣不伸，於陰雨時發作更甚，但食睡尚好，有夜間遺尿、苔白膩、脈沉滑。

✳ 通痺湯

藥方：蒼朮10克，漏蘆10克，雞血籐10克，矮地茶10克，漢防己10克，尋骨風10克。

做法：水煎服，每日1劑。

功效：袪風燥溼，清熱解毒。可治風溼之邪所致關節疼痛。

加減：熱痺者，加黃柏、虎杖、白石英；如伴全身高熱、口苦口渴、便結尿黃者，加金銀花、連翹、石膏；風寒溼痺者，加獨活、防風、桂枝、薑黃；下肢疼痛者，加牛膝。

✳ 袪痺湯

藥方：桂枝3克，赤芍12克，威靈仙12克，忍冬籐15克，絡石籐15克，生苡仁15克，烏梢蛇9克，澤蘭葉12克，陳皮4.5克，川牛膝9克，紅花4.5克。

（蒼朮）

（雞血籐）

（威靈仙）

（川牛膝）

（節菖蒲）

做法：水煎服，每日1劑。

功效：祛風清熱，化溼通絡。可治風溼熱，症見膝關節灼熱腫脹疼痛、食慾不振、舌苔黃膩、脈細弦。

❀ 疏風養血通絡湯

藥方：秦艽15克，羌獨活10克，白芷10克，防風10克，生熟地20克，川芎10克，白殭蠶10克，地龍15克，生石膏50克，黃芩15克，甘草7.5克。

做法：水煎服，每日1劑。

功效：祛風清熱，養血通絡。可治風痺，身痛走竄不定；中風半身不遂，語言不利，而兼頭痛、頸僵；咽乾口燥，惡風自汗，脈滑或弦數，屬血虛內熱、風邪外襲者。

加減：風邪不重者，減獨活；內熱不重者，去石膏；腑氣不通者，加生大黃、瓜蔞；痰溼重者，加半夏、蒼朮、膽星；氣虛者，加黃耆；抽搐者，加全蠍、蜈蚣。

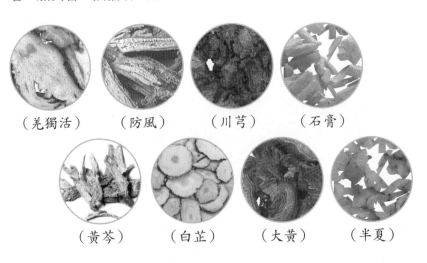

（羌獨活）　　（防風）　　（川芎）　　（石膏）

（黃芩）　　（白芷）　　（大黃）　　（半夏）

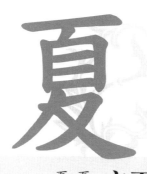

夏

夏季飲食宜清淡，少食肥甘厚味，多食豆類食品。

夏季能夠調節心腎，就能夠保證身體健康。

使志無怒，使華英成秀

立夏後，多數地區的平均氣溫達到或超過20℃，標誌著大地開始進入夏季。夏季起於農曆立夏，止於立秋，包括立夏、小滿、芒種、夏至、小暑、大暑六個節氣。

夏天豔陽普照，雨水充沛，天地之氣交合，是萬物繁榮，茂盛秀美的季節。夏季氣候特點簡言之可用一個「熱」字概括；而詳言之，又可分前後兩個階段。前一階段，自立夏至夏至結束，即農曆四、五兩個月。此時由於太陽逐漸北移，使地處北半球的我國白晝漸長，夜間逐短，天氣日漸炎熱，萬物生長茂盛。後一階段，特指農曆六月，節氣屬小暑、大暑。當此之時，氣溫進一步升高，晝夜溫差縮小，降雨量大而集中，天氣酷熱而蒸悶。

這種潮溼悶熱的天氣與前一段的乾熱明顯不同，故中醫學中將農曆六月稱之為「長夏」。但無論是初夏、仲夏或是長夏，氣溫為一年中之最高，是三夏的共同特徵。故中醫學以五行中的「火」來概括夏季氣候特點，並且認為，熱屬陽，熱甚為陽盛，熱極為陽極，陽極則陰生。故夏季自然界陰陽消長的特徵是陽氣日隆，至長夏陽極而陰生。養生者，一定要了解夏季陰

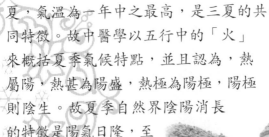

陽盛衰的特點而適應之。

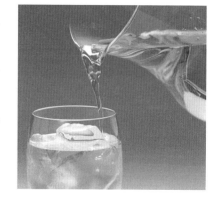

　　由春過渡到夏，人體已經適應了春溫的氣候，為適應夏季氣候做了準備，這是有利的條件。夏季人體陽氣趨向體表，形成陽氣在外，陰氣內伏的生理狀態。這時人體生理活動與外界環境的平衡往往容易遭到破壞，從而引起多種疾病。人體要全面適應夏季氣候，就必須做好保健，增強體質，以提高人體適應能力。在夏季，氣溫常常高達30℃左右，超出人體平常耐熱的程度，人們生活在如此高溫的季節，只有適應了，才能安然地度過高熱的夏季。

　　夏季暑熱為陽邪，易傷人之陰，陰傷人則病。病勢急速，病程短，多有壯熱，面紅目赤，口渴心煩，甚者狂躁、譫語、昏迷。人的體力強，能夠適應暑熱的高溫，就不會患病。人體的內熱向外排泄是靠出汗散熱的，氣溫在28至30℃時，人體內熱就能順利外洩。如外界溫度超過了30℃以上，出汗受阻，體內大量內熱蓄積，很容易中暑。只有體強者才能適應這種高溫，能夠散洩內熱，也不受外熱的侵侮而致病。人體適應了夏天氣候，體內調節功能不因外界高溫而失職，能夠調節心腎，不使心偏盛，不使腎衰，就能保證身體健康。

　　《內經‧素問‧四氣調神大論》中說：「夏三月，此為蕃秀，天地氣交，萬物華實，夜臥早起，無厭於日，使志無怒，使華英成秀，使氣得洩，若所受在外，此夏氣之應，養長之道也。」

　　《內經》的養生思想注重精神調攝，從本段經文中可以明

顯體現出來。本段文字中除「夜臥早起」一句講述起居外，餘皆為調攝精神情志的論述。所謂「無厭於日」，是說長晝酷暑，傷津耗氣，人易疲乏，情易煩膩。而養生之人，確應順應夏天陽氣旺盛的特點，振作精神，勿生厭倦之心，使氣宣洩，免生鬱結。所謂「使志無怒，使華英成秀」，是要人注意調整情緒，莫因事繁而生急躁、惱怒之情，免助陽起暴沖而傷正氣。所謂「使氣得洩，若所受在外」，是前兩句的解釋：勿厭倦之心，則內無鬱結，氣得宣洩；而無急怒之志，則氣之宣洩是和平的、愉悅的，若其所受在外一樣舒暢。在夏令暑蒸氣耗的季節，若能自我調整出這樣的心境，自然可以涼從心生，健康長壽了。

《醫書》中記載：「善攝生者，不勞神，不苦形，神形既安，禍患何由而致也。」因此，要使精神愉樂，切忌發怒，使機體的氣機宣暢，通洩自如，情緒向外，呈現出對外界事物有濃厚的興趣，這才是適應夏季的養生術。在萬物欣欣向榮的夏天，應有廣泛的興趣愛好，利用業餘時間參加一些有意義的文化娛樂活動，如下棋、游泳、打撲克等。如果條件許可，還可以參加夏令營、外出旅遊、消夏避暑等活動，這樣既使人們陶冶性情，又可以鍛鍊身體。

夏季的飲食起居較之其他季節更為重要。因為夏季陽氣盛於外，而陽極陰生，陰氣居於內，加之夏季食物易腐敗，稍有不慎，即可導致腹痛、腹瀉。故夏季飲食宜清淡，少食肥甘厚味，多食豆類食品，如綠豆、紅豆、扁豆、豆製品之類，以解暑利溼、健脾益腎。另一

方面，夏季青壯年喜愛
食生冷、冰品，老年人
切莫傚尤，不可縱口腹
之慾致傷脾胃。在起居
上，雖悶熱難眠，亦應
避免對扇當窗，或臥睡
席地、涼床，或空調溫

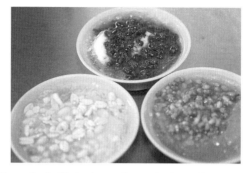

度過低，或赤膊不加遮蓋。這些對老年人來說皆非所宜，犯
之，病生難禁。

　　此外，夏天是細菌、黴菌大量滋生的時期，食物、餐具極
易受污染。故飲食方面尚須留心消毒，生熟刀砧、案板須分
開，外購熟食宜再加熱後食用。

　　總之，夏季是個陽氣旺盛、萬物生機活躍的季節，人們要
順應這一時令特點，精神上力避懈怠厭倦之心；情緒上要平和
愉悅，免生燥熱；生活上既要防暑驅熱又要謹防貪涼受寒；作
息上宜晚睡早起（午後可根據個人情況補足睡眠），另加注意
飲食衛生，就可以避虛邪、遠疾病，安度盛夏了。

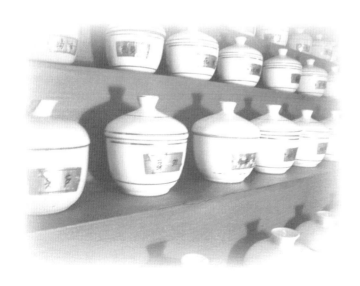

立夏養生藥方

黃褐斑、神經性皮炎藥方

立夏、小滿在農曆四月中，稱之為孟夏（夏之初），此時天氣漸熱，植物繁盛。中醫認為此時人體的心臟機能處於旺盛時期。根據順應四時的養生法則，人在整個夏季的養生中要注重對心臟的特別養護。

孟夏之時，老年人氣血易滯，血脈易阻，每天清晨可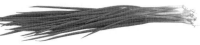吃少許蔥頭，喝少量酒，使氣血流通，心脈無阻，便能防止心病發生。並且情宜開懷，安閒自樂，切忌暴喜傷心，還要謹防外感，一旦患病不可輕易運用發汗之劑，以免汗多傷心。

汗與人的身體健康有著密切關係，人的體溫是通過汗的排泄來調整的。同時，汗還同尿一樣，起著排泄體內廢物、調節體液的作用。另外，汗能使皮膚表面保持酸性，可有效地防止細菌的侵襲，起著「屏障」作用。

夏季氣溫高，人體易出汗，其實汗液本身是無臭味的，只是汗液長時間滯留在皮膚和衣服上便會發酵變質而有臭味。因此出汗後要及時揩乾換衣。

立夏之際，風多雨少，氣候乾燥，人體的水分容易通過出汗、呼吸而大量丟失，再加上天氣變化反覆無常，使人體的新陳代謝不能保持平衡和穩定，導致生理機能失調而致使人體的大腦（尤其是體溫中樞）指揮失靈而引起「上火」症候。具體

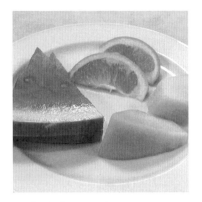

表現為咽喉乾燥疼痛、眼睛紅赤乾澀、鼻腔熱烘火辣、嘴唇乾裂、食慾不振、大便乾燥、小便發黃等。要防止「上火」，生活應當有規律，注意勞逸結合，適當休息，切忌連續娛樂到午夜。多吃蔬菜、水果，忌吃辛辣食物。多飲水或喝清熱飲料，促進體內「致熱物質」從尿、汗中排泄，達到清火排毒的目的。必要時可在醫生指導下服用一些清火藥物，但對清火藥的使用要慎重，絕不能見了清火藥就吃，這個不管用吃那個，那樣會吃出病來，因此務必遵照醫生辨症施治，對症下藥。

一、黃褐斑簡便療法

黃褐斑是一種常見的色素沉著性皮膚病，又稱妊娠斑或蝴蝶斑，多見於育齡期婦女，是體內疾病在面部的一種外在表現，主要臨床表現為鼻樑兩側、兩頰或前額可見深褐色成片斑塊，嚴重影響患者的外形美觀。現代醫學認為本病常與消化道疾病、肝腎疾病、骨盆腔炎、內分泌失調、妊娠等因素有關，長期服用避孕藥也可發生。一般青春期後發病率增加，女性尤為常見。

中醫認為本病由七情內傷、肝鬱氣滯，或腎氣不足、氣血瘀阻，以致氣機紊亂、氣血失和、臟腑功能紊亂，面部失去氣血榮潤，濁氣停留而成。在中醫文獻中多列入「面上雜病」、「面塵」、「黧黑斑」、「肝斑」之類，治療方法甚多，現介紹幾種簡便易行之法，患者不妨一試。

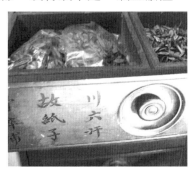

❊ 五白消斑膏

配方：白芨、白附子、白芷各6克，白蘞、白丁香各4.5克，密佗僧3克。

做法：上述藥材共研細末，每次用少許藥末放入雞蛋清調成稀膏。

用法：晚睡前先用溫水浴面，然後將此膏塗於斑處，晨起洗淨。

功效：主治面部色斑。

❊ 退斑湯

配方：生地、熟地、當歸各12克，柴胡、香附、茯苓、川芎、白殭蠶、白朮、白芷各9克，白蘚皮15克，白附子、甘草各6克。

服法：以水煎服，每日一劑，或製為水丸，每次6克，每日三次。

功效：治療黃褐斑效好。

❊ 紫草洗方

配方：紫草30克，茜草、白芷各10克，赤芍、蘇木、紅花、厚朴、絲瓜絡、木通各15克。

用法：加水2000至2500毫升，煮沸15至20分鐘，外洗、溼敷。

功效：對肝斑、中毒性黑皮病及面部繼發性色素沉著療效良好。

❊ 化斑通絡湯

配方：丹皮、川芎、桃仁、紅花、白殭蠶、白芷、鬱金各12克，赤芍、白蒺藜各15克，柴胡6克。

服法：以水煎服，每日一劑。一般用藥二十餘劑，即可見效。

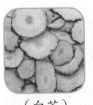

（白芷）　　（熟地）　　（香附）　　（紅花）

二、神經性皮炎(牛皮癬)

❀ 金針絲瓜燉蚌肉

配方：蚌肉30克，金針菜15克，絲瓜絡10克，食鹽適量。

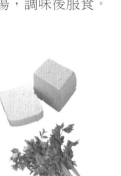

做法：把蚌肉洗淨，與金針菜、絲瓜絡共同煎湯，調味後服食。

服法：每日一劑，連服十至十二劑。

功效：神經性皮炎。

❀ 芹菜燉豆腐

配方：芹菜20克，豆腐30克，精鹽適量。

做法：將芹菜洗淨切碎，與豆腐一起燉熟，加精鹽調味。

服法：作為菜食，每日一劑，連用2個月。

功效：神經性皮炎。

❀ 髮菜棗燉鴿

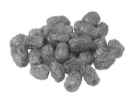

配方：鴿子1隻，紅棗15枚，髮菜10克，鹽、味精各適量。

做法：把鴿子洗淨，與紅棗、髮菜一起，加水燉至鴿肉酥爛，調味即成。

服法：飲湯，吃鴿肉、紅棗。

功效：牛皮癬。

❀ 海帶煮豬排

配方：豬排骨250克，海帶100克。

做法：海帶洗淨切絲，與豬排骨一同加水煮至爛熟，加食鹽調味。

服法：飲湯，吃排骨、海帶。

功效：牛皮癬。

小滿養生藥方

腳氣、溼疹、汗斑方

節氣諺語

小滿甲子庚辰日，
寄生蝗蟲損稻禾。

小滿節氣中氣溫明顯增高，雨量增多，下雨後，氣溫會下降，所以這一節氣中，要注意氣溫變化大，雨後要添加衣服，不要著涼受風而患感冒。又由於天氣多雨潮溼，所以如果起居不當必將引發蕁麻疹、風溼症、汗斑、溼疹、香港腳、皮膚病等病症。

夏天天氣悶熱潮溼，正是皮膚病發作的季節。《金匱要略・中風歷節篇》中說：「邪氣中經，則身癢而癮疹。」可見古代醫學家對此早已有所認識。此病病因不外乎三點：

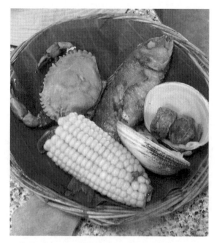

◎溼鬱肌膚，復感風熱或風寒，與溼相博，鬱於肌膚皮毛腠理之間而發病。

◎由於腸胃積熱，復感風邪，內不得疏洩，外不得透達，鬱於皮毛腠理之間而來。

◎與身體素質有關，吃魚、蝦、蟹等食物過敏導致脾胃不和，蘊溼生熱，鬱於肌膚發為本病。

蕁麻疹可發生於身體的任何部位，發病迅速，皮膚上會突

然出現大小不等的皮疹，或成塊成片，或呈丘疹樣，此起彼伏，疏密不一，並伴有皮膚異常瘙癢，隨氣候冷熱而減輕或加劇。當我們了解發病的機理後，就可以加以預防和治療。

就汗斑而言，很多人的衣服在夏天常常是溼了又乾、乾了又溼，如此一來，就成了汗斑上身的好環境。在不知不覺當中，很多人會發現身體上有一塊塊白斑，或眉毛好像變得稀疏，這時候趕快去看皮膚科醫師。

一、根治腳氣方

◎防風、荊芥、五加皮、大風子、紅花、地內皮、皂角、各10克，明礬（研末）5克。將以上中藥用米醋1公斤浸泡24小時。每晚用藥液浸泡患處15分鐘，連用十天。

◎黃連、黃柏、枯礬、樟丹、陳皮、石膏、官粉各10克，冰片5克。將藥共研細末，過篩，加香油適量調成糊狀，敷於患處。此方對糜爛化膿型腳氣療效佳。

◎雙花20克，地丁15克，蒲公英10克，紅花10克，川芎10克，乳香10克，沒藥10克。將藥加水浸泡半小時後放入鍋內，水沸後文火煎半小時，趁熱熏洗患處，每次30分鐘，最後，取藥渣適量敷於患處。每日早晚各一次，效果顯著。對於腳氣感染、跌打損傷、癰瘡腫毒有療效。

（黃柏）

（紅花）

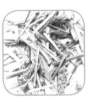
（荊芥）

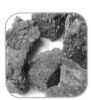
（沒藥）

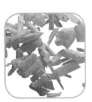
（石膏）

◎芒硝30克，鴉膽子30克，冰片30克，白礬50克，雄黃30克，斷爐甘石30克，凡士林500克。將藥碾成細末，過120目篩，再把藥粉同500克凡士林調和均勻，裝瓶備用即成。治前把1000毫升開水倒入臉盆，放20克食鹽待溶化，等水溫適宜，放進患腳泡洗30分鐘，擦乾後再塗藥膏，用手反覆揉搓，以疏通汗腺，使藥力直達病所。此法多適合燥脫屑型和水包型足癬。若遇有溼性滲出糜爛感染者，照上方去掉凡士林，製成散劑，以藥粉30克，放入臉盆，倒入1000毫升開水沖化，待水溫適宜，放進患腳浸泡30分鐘，擦乾後，取適量藥粉均勻撒在糜爛面上即可。以上用藥一天兩次。忌飲酒和辛辣食物。輕者治療一週，重者治療半月而癒，有效率達100％。

◎黃豆100克，米皮糠160克。將黃豆與米皮糠用水燉熟吃。

◎陳皮4克，紅豆70克，花生仁120克，紅棗10枚。將陳皮、紅豆、花生仁、紅棗用水煎煮熟食用。主治腳氣腫痛。另有一方無陳皮加大蒜也可。

◎麥芽適量。將麥芽用水煎服。

◎大冬瓜一個，紅豆130克。將冬瓜切蓋去內瓤，裝入紅豆，放糖水中煨熟淡食，或焙燥為丸而食，或加水煮至爛熟，分二、三次食。另有一方無大冬瓜加蜂蜜也可。

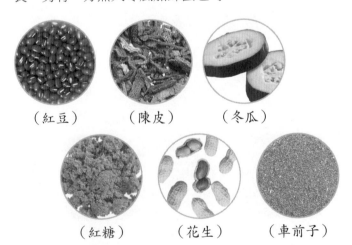

（紅豆）　　（陳皮）　　（冬瓜）

（紅糖）　　（花生）　　（車前子）

◎黃豆100克，陳皮3克，羊腳骨150克。將黃豆、陳皮與羊腳骨用水燉爛，適加調味品鹽等食用。另有一方無黃豆也可。

◎青魚500克，韭黃250克。青魚洗淨，加韭黃煮食。

◎白扁豆適量。磨成粉，飯前每次10克，用燈心草煎湯調服，每日三次。主治腳氣浮腫。

◎花生90克，紅棗10粒，雞腳10支，瘦肉120克，陳皮1/4個。紅棗去核，與其餘配料一齊洗淨；雞腳連同瘦肉用水沖淨；陳皮加水先煲沸，加入各材料煲2至3小時，調味即可。佐餐食。另有一方不用雞腳、瘦肉，改加飯豆。

◎米糠50克，麵粉50克，紅糖適量。麵粉與米糠加水混合均勻，加入化好的紅糖，按常法煎成餅，當點心食用。

◎紫菜、車前子適量。以水煎服。主治溼性腳氣、水腫。

二、治溼疹方

✿ 驗方自療法

◎蒼耳子10克，濃煎，加糖調勻服，每日三次。

◎車前草適量，用水煎服。

◎白菜根4支（切片），金銀花25克，紫背浮萍25克。用水煎服，每日一劑，分兩次煎服。

◎生地12克，赤芍9克，知母6克，黃柏6克，苦參9克，白蘚皮12克，地膚子12克，綠豆衣9克，六一散12克。每日一劑，分兩次煎服。

（紅棗）

（蒼耳子）

（金銀花）

（白蘚皮）

◎蔥頭3個，土大黃10克，砂仁10克。以水煎之，熏洗患部。（溼疹為過敏性炎症皮膚病，一般分為急性、亞急性和慢性三類。男女老幼均可發病，病變可局限於身體的某一部位，也可發生於全身。）本方適用於一切溼疹。

（細辛）

❀ 外治自療法

◎車前草適量，加水煎，涼後洗患處。

◎綠豆粉30克（用鍋炒成灰黑色），蜂蜜9克，冰片3克，醋30克。調成糊狀後放在油紙上，當中留孔，敷於患處。

（延胡索）

◎空心菜洗淨，加水煮沸，趁熱洗患處（不可太燙）。

◎苦參15克，黃柏9克，白礬15克。加水500毫升，煮沸，涼後洗患處。每日三至四次。

（半夏）

◎木槿皮、馬齒莧、白蘚皮各適量，煎湯洗患處。每日三次。

三、治療偏頭疼驗方

（丹參）

配方：川芎15克，白芷15克，細辛3克，延胡索10克，牛蒡子10克，半夏10克。

服法：每日一劑，早晚水煎服。

加減：疼痛劇烈，手指發涼者，加丹參15克、桂枝10克；睡眠差者，加酸棗仁15克、夜交籐15克。

四、去汗斑驗方

配方為白胡椒、海螵蛸、蛇床子各等份。共研末，用茄子蒂蘸粉抹在患處輕輕摩擦，早晚各用一次。

芒種 養生藥方
感冒、日本腦炎方

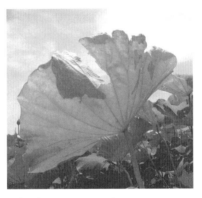

芒種時斗指巳，太陽黃經為75度，時值陽曆6月5日左右。此時已經進入典型的夏季，農事種作都以這一時節為界，過了這一節氣，農作物的存活率就越來越低。農諺「芒種忙忙種」說的就是這個道理。

由於此時的天氣越來越熱，蚊蟲孳生，容易傳染疾病，所以五月又稱「百毒之月」。古代門楣懸艾草，是為了驅趕蚊蟲。又因為此節氣正逢端午節前後，家家戶戶在門楣懸掛菖蒲避邪驅毒，所以古稱五月為「蒲月」。而此節氣中的習俗，便大多與端午節慶混為一體。俗諺說：「未呷端五粽，破裘不敢送。」意思是說端午節後，才真正進入夏天。

暑天感冒俗稱「熱傷風」。夏季天氣炎熱，為了散發體內的熱能，人體的表皮血管和汗腺孔擴張，出汗很多，入睡後易使身體受涼而發生感冒。暑天感冒的病情較輕的一般無發熱及全身症狀，或僅有低熱、頭痛、全身不適等症狀；病情較重的常有高熱，而且出汗後熱仍不退，並伴有頭痛、沉重如裹、身體疲懶、倦怠無力、口乾但不想喝水、小便黃赤、舌苔黃膩，

有些患者還會出現嘔吐或腹瀉等。空調病其實也是屬於熱傷風一類的疾病。

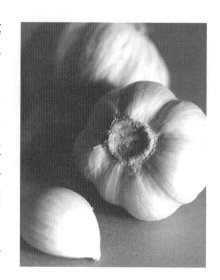

對於暑天發生的感冒，病情較輕時適當服些感冒藥，一般二、三日即可痊癒。對於較重的暑熱感冒可用中藥（如香薷飲、三仁湯等）治療。預防暑熱天感冒，主要是鍛鍊身體，增強身體的抗病能力，使身體能夠適應暑天的多變性，還要隨早晚天氣變化及時增減衣服。

夏天蚊子特別多，往往是造成人們得病的重要原因之一，如登革熱、日本腦炎等。驅除蚊子的方法，除了加強生活區域的清潔衛生以外，自身的起居生活也很重要。如吃大蒜可有效驅蚊，因為蚊子不喜歡人體分泌出來的大蒜味；口服維生素B，通過人體生理代謝後從汗液排出體外，會產生一種蚊子不敢接近的氣味，服法為睡前一小時口服維生素B一至兩片，但不要長期大量服用；還有穿黃色、白色等淺色衣服可減少蚊子的叮咬，穿深藍色或褐色的衣服，被蚊子叮咬的機率會大些，所以在夏天應穿淺色衣服；在黃昏前，室內擺放一、兩盆盛開的茉莉花、玉蘭或玫瑰，最好是夜來香，因蚊子不能忍受這些花的香氣，所以也能起到有效的驅蚊效果；室內橘紅色的燈光，也具有驅蚊的效果，由於蚊子害怕橘紅色的光線，所以夏季臥室中應使用橘紅色的燈光照明。

一、感冒諸方

✱ 外感暑溼

症狀： 身熱微惡風寒，少汗，肢體痠重疼痛，頭昏重而脹痛，咳嗽痰黏，鼻塞流涕，胸脘痞悶，噁心嘔吐，口中黏膩，口不渴或渴飲不多，或心煩，或大便不爽，小便赤，舌苔黃膩，脈濡數。

藥方： 五味香薷飲加味。成分有香薷、扁豆、厚朴、茯苓、甘草、青蒿、山梔、鮮荷葉。

加減： 若表溼偏重、肢痠頭昏重者，可加豆卷、藿香、佩蘭；裡溼偏重、脘痞嘔甚者，加蒼朮、白蔻仁、清半夏、陳皮；裡熱盛而小便短赤者，加六一散。

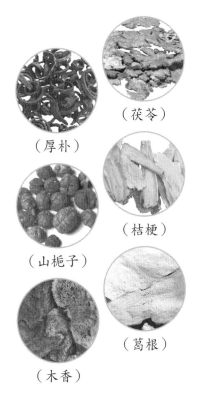

（厚朴）
（茯苓）
（山梔子）
（桔梗）
（木香）
（葛根）

✱ 氣虛感冒

症狀： 發熱惡寒，頭身疼痛，咳嗽鼻塞，自汗出，倦怠無力，短氣懶言，舌淡苔白，脈浮而無力。

藥方： 參蘇飲。成分有黨參、甘草、茯苓、蘇葉、葛根、半夏、陳皮、前胡、桔梗、木香、枳殼、生薑、大棗。

按注： 若平素氣虛自汗、反覆感冒者，可用玉屏風散進行預防。

✱ 陽虛感冒

症狀： 惡寒重而發熱輕，頭疼身痛，自汗出，咳吐白痰，鼻塞流清涕，面色晄白，形寒肢冷，語聲低微，舌淡胖苔白，脈沉無力。

藥方： 麻黃附子細辛湯。成分有麻黃、附子、細辛。

加減： 咳嗽痰多者，加杏仁、半夏。

❊ 血虛感冒

症狀：發熱微惡寒惡風，無汗頭痛，面色無華，唇甲色淡，心悸頭暈，舌淡苔白，脈細。

藥方：七味飲。蔥白、豆豉、葛根、生薑、生地、麥冬。

加減：口渴咽乾者，加天花粉、蘆根；熱重者，加銀花、連翹、黃芩。

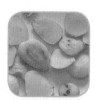

（杏仁）

❊ 陰虛感冒

症狀：身熱微風寒，頭痛無汗，頭暈心煩，口渴咽乾，手足心熱，咳嗽少痰，舌紅脈細數。

藥方：加減葳蕤湯。成分有玉竹、蔥白、豆豉、桔梗、薄荷、白薇、甘草、大棗。

（半夏）

（麥冬）

❊ 西瓜蕃茄汁（民間驗方）

配方：取西瓜瓤、蕃茄各半。

做法：絞汁，代茶飲用。

功效：治夏季感冒，發熱、口渴、煩燥、食慾不振、消化不良。

按注：一方單用蕃茄4個也可。

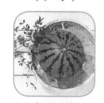

（西瓜）

❊ 薏米扁豆粥（民間驗方）

配方：薏苡仁30克，白扁豆30克，粳米100克。

做法：將上述三味放入鍋內，加水適量，共煮成粥。

服法：每日一劑，分兩次服食，連用三日。

功效：治暑溼型感冒。

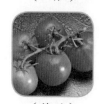

（蕃茄）

（粳米）

二、日本腦炎

日本腦炎是由腦炎病毒引起的一種急性傳染病，多發病於夏秋季節，經蚊子傳染，10歲以下兒童易感染。

（一）診斷要點

◎突然發病，頭痛，噁心，嘔吐，貪睡，沒有精神，脖子發硬，高熱體溫達39至40℃。

◎重者常出現胡言亂語、驚厥、昏迷等症，常伴有呼吸不規則，呼吸深淺不一，甚至有雙吸氣或呼吸暫停等表現。

◎多數患者1週以後體溫逐漸下降，神志漸清。但嚴重的病人仍然不能講話和吞嚥，甚至癱瘓，或者精神失常。

（二）蔬果治療

◎莧菜50克，薺薺250克，冰糖適量。用法為每日一劑，兩次水煎，當茶飲。

◎馬齒莧30克，胡蘿蔔纓30克。用法為每日一劑，兩次水煎服。

◎西瓜皮30克，黃豆根15克，炙甘草6克。用法為每日一劑，兩次水煎服。

◎大蒜1個，綠豆15克，生甘草3克。用法為每日一劑，兩次水煎服。

◎鮮蘆根50克，黃瓜籐30克。用法為每日一劑，兩次水煎服。

◎瓜蔞20克，白茅根15克，甘草3克。用法為每日一劑，兩次水煎服。

（蘆根）　（綠豆）　（白茅根）　（甘草）

夏至養生藥方

暑溼感冒、尿結石、頭痛方

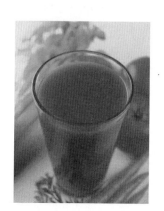

夏至之後就進入盛夏了。這是一年中最難熬的暑熱關，氣溫高達30℃以上。

俗話說「夏至一陰生」，這是說在夏至節氣中，儘管天氣炎熱，可是陰氣已經開始有所生長。因為此時正處於八卦中的天風卦，卦象中上面五個陽爻，最下面一個陰爻，表示陰氣的開始生長。就因為這一陰的生長，使人在此節氣中便顯得極其脆弱，容易患有各種疾病。所以這一節氣中，合理的養生保健非常重要。

盛夏中，大多數人會有乏力和頭痛、頭暈的症狀，嚴重者可影響日常生活和工作。造成這些症狀的原因，首先是由於氣溫高，人體機能便通過汗腺排汗達到散熱降溫的效果，這樣使身體丟失大量水分，如果不及時補充水分，則會使人體血容量減少，大腦因此而供血不足，故此產生頭痛。人體出汗時體表血管擴張，血液向體表的流量增多，血液的再分配會使血壓偏低的人更加降低，從而產生頭痛，此類頭痛人們稱之為低顱壓或低血壓性頭疼。其次是人們因睡眠不好、脾胃虛弱、食慾不振而引起頭痛，該類頭痛的原因是由營養不良、血糖偏低，致使大腦缺乏所必須的能量而產生的頭痛。

還有是夏天人們習慣喝冷飲，冷飲甘甜爽口、沁人心肺，

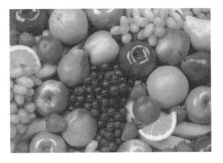

但有些人開懷暢飲後即可產生頭痛。這是因為熱的口腔和胃黏膜經不住驟然而來的低溫刺激，致使黏膜下血管發生痙攣，同時反射性地引起腦血管痙攣，這種痙攣雖為時短暫，但它卻使大腦忍受不了突如其來的血液斷流，而得不到迅速做出應激反應，於是讓人產生頭痛，這類頭痛人們稱之為冷飲性頭痛。

綜上所述，儘管夏天頭痛的原因較多，但究其原因均從不同途徑減少了大腦賴以維持正常機能所必須的能量所致，防治夏季頭痛的關鍵是滿足大腦對能量的需求。首先應避免長時間在高溫環境下作業，盡量減少機體的能量消耗。其次要及時補充水分，以22至25℃的開水為宜，同時多吃些新鮮蔬菜水果，以補充水分、維生素及無機鹽的丟失。對往年喝冷飲頭痛的人，應避免飲用冰冷飲料。

從此節氣開始，人體的泌尿系統也特別容易發生問題，其中最容易發生的就是尿路感染與尿結石。人體的泌尿系統包括腎臟、輸尿管、膀胱、尿道，就如同建築物的下水道一般，必須保持通暢。下水道阻塞，則污水滿溢，滋生蚊蠅，久不疏通，則建築物慢慢腐朽、毀壞，到了這種程度，即使疏通，也已經到了不可逆的損壞。尿路系統也是一樣，腎臟製造尿液，經由輸尿管輸送到膀胱貯存，再經由尿道排出，其中任何一個器官出問題都會造成尿路阻塞，滋生細菌，產生結石，結石細菌又互相依存，最後也會造成泌尿系統的腐朽、毀壞（如腎功能不全、尿毒症等）。而夏天出汗多，必須補充足夠的水分（每天至少2500至3000ml），才能使泌尿系統通暢。

尿路感染的症狀一般會產生頻尿、小腹脹痛、尿急、尿道灼熱，甚至產生尿血現象。若是腎臟的感染，可能產生腰痛、發燒、寒顫的症狀。嚴重時細菌可能擴散到身體其他部位，造

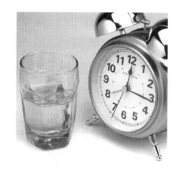

成敗血症。一般來說，成年女性比男性易患尿路感染，這是因為女性的尿道較短，大約只有4公分長，來自腸道的細菌，尤其是大腸桿菌，常在女性外陰部滋生，再由尿道侵入膀胱，尤其房事不注意衛生時，這些細菌更易侵入。還有女人一般會覺得頻繁去廁所會讓別人認為不正常，於是養成限制飲水量或憋尿習慣，這樣更易導致尿路感染。主要預防之道為充分喝水、多上廁所和不憋尿。

　　天氣炎熱使人體排汗量增加，如沒有及時補充水分，集尿系統內便會有結晶物產生，進而造成結石。典型症狀是疼痛、血尿及尿路感染。結石的治療必須依據其大小、位置、臨床表現而定，可以利用體外震波碎石機或內視鏡加以擊碎，進而排出；真正需要開刀取石的並不多。預防之道仍在多喝水，因為結石的生成與尿液濃縮有關。一般戶外工作者、司機、上班族及外勤業務員等均較易患有尿結石，所以從這一節氣開始，這些人應當注意做好預防。

一、暑溼感冒方

暑溼感冒方多發生於夏季，發高熱，頭暈，頭脹，心中煩熱，身倦無汗，口渴喜飲，可伴有噁心嘔吐、小便短而色黃、舌苔黃膩，治療時，應選用以下具有清暑解表、芳香化濁的驗方。

◎浮萍30克，鮮荷葉9克，西瓜皮12克。用水煎後去渣服，汗出為度。

◎藿香9克，銀花15克，扁豆花9克，厚朴6克。每日一劑，水煎分二次服。

◎六一散12克，薄荷6克。將前述藥放於杯中，開水沖泡後代茶飲。

二、治泌尿結石方

泌尿系結石症是指腎臟、輸尿管、膀胱及尿道結石而言，是一種常見的疾病，與全身代謝和泌尿系器官疾病有密切的關係。其臨床表現往往發生腎絞痛、血尿、尿路梗阻狀及繼發性炎症。根據資料，以膀胱結石為最多，輸尿管結石次之，腎結石又次之，尿路結石為最少。

（雞內金）

傳統醫學中很早（約公元前三世紀）就有關於「砂淋」、「石淋」、「血淋」的記載，古人認為除三因學說外，都歸納為：「腎虛而膀胱有熱」，「初則為熱淋、血淋、膏淋。久則火煉而成砂石，即為『砂淋』。大則成石，為『石淋』，如罐之久煎而生鹼也」（華佗中藏經）。這正相似於現代醫學的平衡失調和新陳代謝紊亂等說法。現介紹驗方如下：

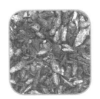

（香附）

（木通）

❊ 尿道結石症

配方：雞內金10克，芒硝（後下）6至15克，沉香（後下）3克，陳皮10克，香櫞12克，香附12克，連翹15克，海金沙（包煎）15克，金錢草30至60克，石葦30克，丹參30克，元胡12克。

功效：健胃降氣排石。主治泌尿系統結石。

❊ 泌尿系統結石病驗方

配方：金錢草30克，海金沙30克，滑石30克，雞內金6克，瞿麥15克，萹蓄15克，車前15克，木通10克，竹葉10克，牛膝10克，地龍10克，茅根20克。

功效：清化溼熱，通淋排石。主治溼熱蘊結下焦、膀胱氣化不利之泌尿系統結石，症見腰及小腹陣發性絞痛難忍、小便不通、腎及膀胱區明顯叩痛等。

加減：熱甚、便祕時加大黃、玄明粉、琥珀；溼重、氣滯、血瘀者加薏苡米、台烏、王不留行；腎陰虛者配合六味地黃丸或胡桃泥。

❊ 泌尿系統結石病驗方

配方：鮮萬貫草（排錢草）、鮮燈盞菜、鮮藕節、鮮扁柏、糯米各15克。

服法：共搗爛取汁，以蜂蜜調服，每日一劑。

功效：主治泌尿系統結石病。

（生地）

（車前子）

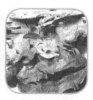
（川牛膝）

（薏苡米）

❀ 泌尿系統結石病驗方

配方：老松節120克，車前草60克。

功效：主治尿路結石、血尿、泌尿系統結石病。

服法：以水煎服，每日一劑。

按注：又有一方為苧麻根、嫩尾各60克，搗爛，以開水泡服，每日一劑。

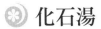

（莪朮）

❀ 化石湯

配方：生地25克，川金錢草50克，冬葵於25克，胡桃仁50克，石葦15克，滑石25克，（包煎），瞿麥20克，炒車前子25克（包煎），川牛膝25克，生甘草10克。

服法：水煎，每日一劑，分三次溫服。

（穿山甲）

（王不留行）

❀ 化石散

配方：琥珀30克，芒硝100克，硼砂20克，海金沙10克。

做法：上藥共研為細末。

服法：每次服5克，日服三次。

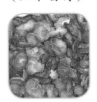

（延胡）

❀ 治尿結石方

配方：三稜15克，莪朮15克，穿山甲10克，王不留行5克，金錢草50克，海金沙20克，雞內金10克，石葦20克，車前子女5克，萹蓄15克，滑石20克，牛膝25克，枳殼15克。

服法：每日一劑，以水煎服。

加減：肉眼可見血尿者，加小薊、旱蓮草、白茅根；絞痛者加延胡、赤芍、烏藥；腎陽虛者加巫蓉、菟絲子；腎陰虛者加枸杞、熟地、龜板；腎積水者加炒白芥子、赤小豆、桑白皮；小便有膿球白細胞者加梔子、蒲公英、地丁。

三、頭痛

❋ 三汁飲

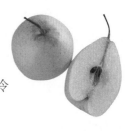

配方：生藕汁100至250克，西瓜汁200至250克，雪梨汁50至150克。

服法：將三汁混合，慢慢飲服。若在冰箱冷藏後服用，效果更佳。

功效：主治頭痛。

❋ 薄荷糖塊

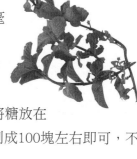

配方：薄荷粉30克（或食用薄荷油5毫升），白糖500克。

做法：將白糖放入鍋內加水少許，以文火煎熬至較稠厚時，加入薄荷粉調勻，繼續煎熬，至挑起即成絲狀而不黏手時，離火將糖放在塗用食用油的大瓷缸中，待稍冷，將糖分割成100塊左右即可，不拘時食用。

功效：主治頭痛。

❋ 白菜薑糖茶

配方：乾白菜1塊，生薑3片，紅糖60克。

做法：上三味加水煎湯，飲服。

功效：主治頭痛。

❋ 草魚青香湯

功效：主治風虛頭痛。

配方：草魚1條，青蔥一把，香菜125克。

做法：將草魚、青蔥、香菜同煮食之。

按注：另有一方是單用草魚或取草魚頭治之也有效。

✸ 豬腦蒸紅糖

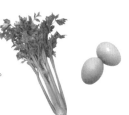

配方：豬腦一具，紅糖30克。

做法：兩者同蒸熟後，切塊服食。

功效：主治腦震盪後遺症之頭痛、頭昏等。

✸ 芹菜根炒雞蛋

配方：芹菜根5個，雞蛋1顆。

做法：芹菜根洗淨搗爛，炒雞蛋吃。

功效：主治頭風痛。

✸ 山藥杞子燉豬腦

配方：豬腦1具，枸杞子10克，淮山藥50克，精鹽、味精、料酒適量。

做法：將豬腦洗淨，與淮山藥及枸杞子同放砂鍋內，加適量水及料酒燉至熟。加入適量的精鹽及味精調味服食。

功效：主治頭痛、眩暈。

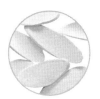

（枸杞子）

✸ 羊肉麥片湯

配方：羊肉1000克，大麥粉1000克，豆粉1000克，草果5克，生薑10克，胡椒適量。

做法：先將草果、生薑、羊肉三者加適量清水，用大火煮沸後改用文火，將羊肉燉爛，將大麥粉、豆粉加水和成麵團，按常規做成麵片，放入羊肉湯內煮熟，加胡椒、食鹽、味精調味。當正餐食用。

功效：主治偏頭痛。

（淮山藥）

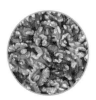

（核桃仁）

❊ 桃仁煎

配方：核桃仁15克。

做法：將核桃仁用水煎，再加適量白糖沖服，每日二次。

功效：主治偏頭痛。

按注：一方加黃酒。

❊ 葵花子雞湯

配方：葵花子適量，母雞一隻。

做法：將葵花子去殼，和母雞燉湯服用。

功效：主治頭痛，眩暈。

❊ 杞子燉羊腦

配方：枸杞子30克，羊腦1副。

做法：隔水燉熟，調味，服食。

功效：主治血虛頭痛、眩暈、癲癇。

按注：一方單用羊腦效果也佳。

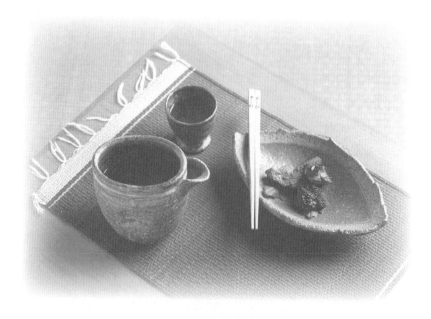

小暑 養生藥方
防中暑、消化不良方

節氣諺語

小暑驚東風，
大暑驚紅霞。

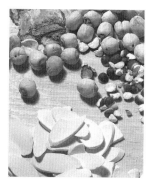

時當小暑之季，已進入伏天。在炎熱的伏天，最易發生的季節病就是中暑。中暑主要是因為氣溫高而環境通風差，使體熱不能及時向外發散造成的。此時外出應調整時間，避免中午高溫時外出。有些老人在此季節中常感到煩躁、疲乏無力、食慾減退，甚至有頭暈、胸悶、噁心等症狀，中醫講是「暑傷氣」，民間則說是「苦夏」。對此，可適當進補，以補充身體中氣之不足；並且要保證睡眠的充足，並利用午睡時間，以彌補夜晚睡眠之不足；對於冷飲不可多吃。

夏季適量吃冷飲可防暑降溫，但冷飲吃得太多，則有害無益。胃腸受到大量冷食的刺激，就會加快蠕動，縮短食物在胃腸裡的停留時間，直接影響人體對食物營養的吸收。同時，由於夏季氣溫高，體內的熱量不易散發，胃腸內的溫度也比較高，如果驟然受到大量的冷刺激，有可能導致胃腸痙攣，引起腹痛。對於瓜果也不能過量食用。夏季瓜果對維持人體內酸鹼度平衡有很好的作用，但是過量食用，會增加腸胃負擔，重則會造成腹瀉。這是由於此節氣中，陰氣已生，所以生、冷、

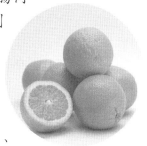

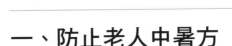

硬的食物便會對腸胃有所傷害。

　　三伏天溼熱難忍，身體虛弱者可在醫生指導下適當服用中成藥進補，氣虛者可選用補中益氣丸、人參健脾丸、玉屏風散等；氣陰兩虛者可選用西洋參、蜂王漿、生脈飲等。

一、防止老人中暑方

◎配方為黨參10克、茯苓10克、白扁豆10克、麥冬10克、玄參10克、金銀花10克，加水共煎服。可健脾理氣，增強體質，防止老人中暑。

（黨參）

二、治小兒消化不良偏方

◎配方為山楂炭4克、青皮6克，共研極細末，混勻，用水60毫升（約4湯匙）調成漿水狀，加紅糖適量，隔水蒸20分鐘。每次服15毫升（約1湯匙），每日四次，連服六日。一般一至二劑即能見效。

◎配方為茶葉10克，以水濃煎成100毫升。一至五歲，每次服15至20毫升；五至十歲，每次服20至30毫升；十至十五歲，每次服30至40毫升。

（玄參）

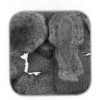

（白朮）

三、功能性消化不良

◎脾胃虛弱為主者，採用健脾益氣、理氣降逆法，方選六君子湯加味（黨參12克，白朮9克，茯苓9克，甘草5克，陳皮9克，半夏9

（紫蘇梗）

克，生薑6克，大棗6克，紫蘇梗9克，旋復花6克，焦三仙20克）。

◎肝鬱氣滯為主者，以疏肝解鬱、理氣降逆法，方選四逆散加味（甘草10克，白芍10克，枳實10克，柴胡10克，元胡6克，鬱金10克，麥芽10克，雞內金6克）。

◎外感時邪，以寒邪為主者，可用解表散邪、和中消食法，方選香蘇散加味（制香附12克、紫蘇梗12克、陳皮6克，甘草5克，連翹9克，白朮12克，厚朴9克，神曲12克，麥芽12克）。

◎以寒溼為主者，用解表化溼、理氣和中的藿香正氣散加減（藿香15克，紫蘇葉、白芷、大腹皮、茯苓各6克，白朮、半夏曲、陳皮、厚朴、桔梗各10克，甘草10克，焦三仙20克）。

◎以飲食不節（飲食積滯）為主者，可用消食導滯、和胃降逆的保和丸（山楂18克，神曲15克，半夏9克，茯苓9克，陳皮10克，連翹10克，枳實6克，白朮10克，萊菔子10克）。

（柴胡）

（雞內金）

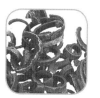

（厚朴）

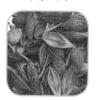

（連翹）

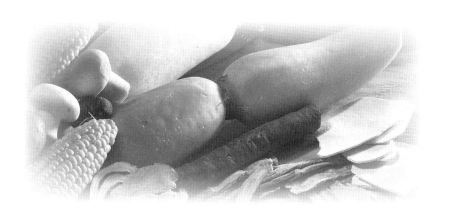

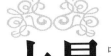

大暑 養生藥方

中暑、糖尿病藥方

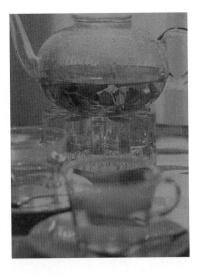

大暑是一年中最熱的節氣，比小暑還要熱，所以稱之為大暑。

此節氣中，炎熱的程度到達高峰。中暑人數明顯增多，當出現持續六天以上最高氣溫大於35℃時，中暑人數急劇增加。天氣太熱，我們要以預防為主，多收聽天氣預報是十分有益的，在家也好，外出活動也好，應巧妙地避開最高氣溫時段。

中暑的誘發因素很複雜，但主要矛盾還是氣溫。預防中暑，最重要的是改善小環境氣溫，通過涼棚、水幕隔熱，通過自然和機械通風環境降溫。對於高溫作業者，應進行合理的營養補給。防暑降溫的飲料和藥品也是必備的。

發現中暑者時，應立刻進行急救。首先要迅速將病人移至陰涼、通風的地方，同時墊高頭部，解開衣褲，以利呼吸和散熱。然後用冷水毛巾敷頭部，或冰袋、冰塊置於病人頭部、腋窩、大腿根部等處。也可將患者軀體呈45度浸在18℃左右的水中，以浸沒乳頭為度，然後同時用毛巾擦浸在水中的患者身

體，把皮膚擦紅，一般擦15至30分鐘左右，即可把體溫降至37至38℃，大腦未受嚴重損害者多能迅速清醒。要注意的是，對於老年人、體弱者和有心血管病的中暑患者，水溫不可過低。

此節氣還要預防陰暑傷人。由於酷暑難當，人們常常喜歡晚上到庭院或溪流河邊納涼休息，或當勞動、運動出汗後立刻用涼水洗澡，有的則大量喝冷飲，更有甚者乾脆在室外鋪上涼席睡覺。一覺醒來後，卻出現惡寒頭痛或伴沉重感、鼻塞流涕、喉痛咽乾、四肢酸痛、肌膚發熱而無汗，或伴有消化道症狀，如嘔吐、腹瀉等等，這就是患了傷暑症，是中暑的一種，中醫學稱之為陰暑。

此節氣也是心血管疾病、腎臟及泌尿系統疾病患者的一大危險關頭，所以患者在此節氣中要分外小心。

一、「冬病夏治」治療慢性支氣管炎

可內服溫腎壯陽的金匱腎氣丸、左歸丸等，每日二次，每次一丸，連服一個月。外敷藥可選用白介子20克、元胡15克、細辛12克、甘遂10克，同研細末，用薑汁調糊，分成六份，每次取一份攤在直徑約5公分的油紙或塑料薄膜上，貼在後背的肺俞、心俞、膈俞穴上，或貼在雙側的肺俞、百勞、膏肓穴上，用膠布固定。

一般貼4至6小時，如有灼痛感可提前取下，局部微癢或有溫熱舒適感可多貼幾小時。須注意的是，每個伏天（夏季三個伏天）貼一次，每年三次，連續貼三年，可增強身體非特異性免疫力，降低身體的過敏狀態。這種內、外結合的治療可以有效地根除或緩解症狀。

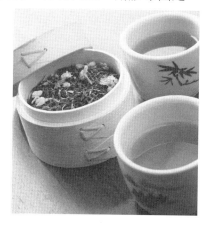

【編按：肺俞穴於背部第三胸椎下方，兩外側各2吋處。心俞穴於背部第五胸椎下方，兩外側各2吋處。膈俞穴於背部第七胸椎下方，兩外側各2吋處。百勞位於後頸部，第一胸椎兩外側上行2吋處。膏肓穴於背部第四胸椎下方，兩外側各3吋處。】

二、陰暑症治療

陰暑症治療宜用辛溫解表之法，可選用中成藥六一散、香正氣丸（水）內服；或用中藥香薷、桔梗、杏仁、陳皮、香、淡豆豉，以水煎溫服，一日兩次；或選用香薷、厚朴、扁豆花、蘇葉、佩蘭、陳皮、茯苓，以水煎溫服，一日兩次。頭重如裹者，可加羌活、蔓荊子；寒邪犯胃，致胃氣當降不降、腹部脹滿、納食不香者，可加草豆蔻、法半夏、神曲。

附陰暑症驗方：荊芥9克、紫蘇9克、前胡9克、甘草3克、香薷4.5克、香9克、生薑3片，用水煎服。一日兩次。

三、中暑治療

❋ 荷花茶

配方：鮮荷花6朵。

做法：將鮮荷花放入砂鍋內，加水500毫升，煎沸3分鐘，取汁倒入茶杯，冷卻代茶飲用。

服法：每日一至二劑，頻頻飲服，一般連服三日可痊癒。

功效：清暑利溫，升陽止血。

    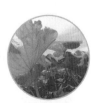

（杏仁）　（紫蘇）　（茯苓）　（荊芥）　（鮮荷花）

❀ 青蒿薄荷茶

配方：青蒿15克，薄荷5克。

做法：上藥放入茶杯內，衝入開水，加蓋悶泡15分鐘，待冷後代茶飲用。

服法：每日一劑，分數次飲服，一般連服三日可痊癒。

功效：清虛熱，解暑。

四、糖尿病

糖尿病為一種全身代謝障礙性疾病，以多食、易饑（食慾亢進）、多尿、多飲、消瘦（體重減輕）為主要症狀，並有乏力、皮膚瘙癢、婦女外陰瘙癢及月經紊亂等，併發症較多，如心腦血管病、腎臟病變、眼部病變等。

◎黃耆30克，生地、元參各15克，丹參30克，赤芍、白芍各15克，黃芩、梔子各15克，地骨皮30克，益母草15克，甘草10克。若有煩渴飢餓，加花粉、玉竹、石膏、知母；頭暈頭痛加夏枯草、鉤籐、生牡蠣、菊花；視物不清加枸杞子、青箱子、決明子；噁心嘔吐，加陳皮、竹茹、佩蘭；小便頻數，加桑螵蛸、覆盆子、菟絲子、五味子；心悸失眠，加炒棗仁、五味子、柏子仁；血壓增高，加鉤籐、菊花、牛膝、石決明；長期低熱，加銀柴胡、白薇；皮膚瘙癢，加地附子、白蘚皮、蟬蛻、蛇蛻；尿現酮體，加黃連、黃柏；委屈煩泣，加浮小麥、大棗。每日一劑，以水煎服。

（薄荷）

（黃芩）

（地骨皮）

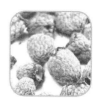

（覆盆子）

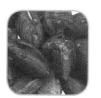

（桑螵蛸）

（石決明）

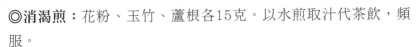

◎**消渴煎**：花粉、玉竹、蘆根各15克。以水煎取汁代茶飲，頻服。

◎**降糖飲**：黃耆、熟地、花粉各15克，黃連、北五味子各6克。用水煎服，每日一劑。

◎**玉米鬚薏苡仁茶**：玉米鬚100克，薏苡仁30克，炒綠豆50克。將上藥放入砂鍋，加水2500毫升，煎沸20分鐘，取汁倒入茶杯，代茶飲用，頻頻飲服。一般連服30至50日可見效。

◎**瓜蔞根冬瓜茶**：瓜蔞根（天花粉）25克，冬瓜100克。將上藥加水1000毫升於砂鍋內，煎沸15分鐘後，取汁倒入茶杯，代茶飲用。每日一劑，分二次飲服。一般連服30至90日可見效。

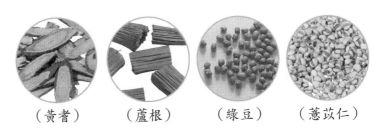

（黃耆）　　（蘆根）　　（綠豆）　　（薏苡仁）

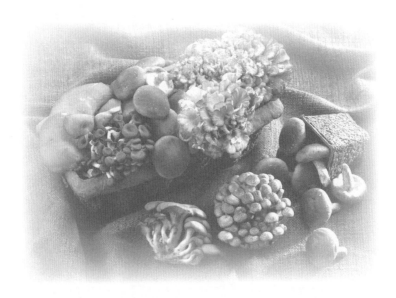

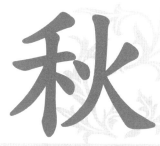

秋

秋季氣燥，要注意滋陰潤肺，禁冷飲及穿寒溼內衣。秋季宜多喝開水以及補充水溶性維生素B和C。

收斂神氣，
使秋氣平

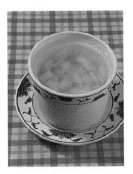

秋季包括立秋、處暑、白露、秋分、寒露、霜降6個節氣，是由熱轉涼，再由涼轉寒的過渡性季節，氣候變化經歷了由熱轉涼，由涼轉寒兩個階段。立秋、處暑、白露的四十五天，其氣候特點是：一方面暑熱未消，秋陽似火，另一方面早晚有秋涼；在秋分、寒露、霜降的四十五天內，其氣候特點是：暑熱已消，秋涼逐漸加重而轉寒。這個季節，雨水少了，自然界萬物收藏，枝枯葉黃，碧草乾枯，一片肅殺景象。

秋季氣候與自然界變化的主要特點是秋燥。其次是自然界由生長轉向收藏。此季節，宜早臥早起，與雞俱興，收斂神氣，使志安寧。肺旺肝弱，飲食宜減辛增酸，以養肝氣。因秋氣燥，所以宜食麻（芝麻）以潤其燥，禁冷飲及穿寒溼內衣。

《素問‧四氣調神大論》中說：「秋三月，此謂容平，天氣以急，地氣以明。早臥早起，與雞俱興；使志安寧，以緩秋刑；收斂神氣，使秋氣平；無外其志，使肺氣清，此秋氣之應，養收之道也。逆之則傷肺，冬為飧泄，奉藏者少。」這裡所說的是秋天的養生之道，亦即秋天的養陰之道。意思是說，秋季七、八、九月，陰氣已升，萬物果實已成，自然界一派容態平定的氣象。秋風勁急，物色清明，肅殺將至。人們要早睡，並要早起，雞鳴時即起，使志意安逸寧靜，以緩和秋季肅

殺之氣的刑罰；應當收斂神氣，以應秋氣的收斂清肅；意志不要受外界干擾，以使肺氣清靜，這是應秋季收斂之氣，調養人體「收氣」的道理。若人體違逆了秋季收斂之氣，會傷害肺氣。秋季傷害肺氣，到了冬季會發生腹瀉的病變，這是因人在秋季養「收氣」不足，到冬季奉養「藏氣」力量不夠的緣故。

秋季由於早晚溫差變化大，許多人鼻黏膜、嘴唇、口腔和皮膚就顯得乾燥，甚至流鼻血、唇乾裂、皮膚乾裂出血。秋季乾咳的患者也特別多，抱怨喉嚨很乾燥，怎麼喝水也都無法止渴，咽喉中痰亦很黏難以咳出，這就是燥咳。我國中醫認為「肺主肅降、失常易生喘咳；肺通調水道，失序則影響水液代謝；肺朝百脈，若病則易生心血管疾病；肺主皮毛，失調則引起皮膚炎。」六淫之一便是燥邪，因此，入秋就引起乾燥症狀，如呼吸、過敏異位性皮膚炎和腸胃炎及心血管疾病。為符合「春夏養陽，秋冬養陰」的養生原則，所以要注意滋陰潤肺，保津尤要，要多喝開水，多食用補氣養陰之藥品如西洋參、麥門冬、玉竹、百合、生地、沙參等。不宜過度食用陽熱辛燥的藥物，如鹿茸、十全大補、肉桂、附子等。

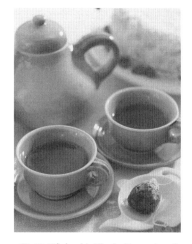

秋燥咳嗽有溫燥與涼燥之分。溫燥的主要症狀為咳嗽少痰、咽乾不適、鼻燥口乾、手腳心熱等。治療宜辛涼甘潤，常用中藥為桑葉、杏仁、沙參、玉竹、麥冬、花粉、貝母、淡豆豉等。涼燥的主要症狀有乾咳痰少、咽乾唇燥、鼻塞、無汗、怕冷、頭痛、不發熱或發熱輕微等。治療宜化痰潤燥，常用中藥為紫蘇、杏仁、半夏、陳皮、前胡、桔梗、瓜蔞、生薑、甘草等。除藥物治療外，不少蔬菜和水果也有生津潤燥的作用。

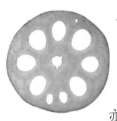

例如，可用生梨1個（去核）加冰糖10克隔水蒸服；或用紅蘿蔔250克，洗淨後切成薄片，放在碗里加白糖30克，醃上幾小時後取汁飲服；或取鮮藕200克，隔水蒸熟後服用，亦可與粳米熬粥後服用。

　　秋燥是因自然界變化和人體體質互相作用而致，因此預防的方法主要是精神調攝與飲食調攝。秋風落葉，萬物凋零，常使人觸景生情，尤其是老年人易引起垂暮之感。為此，應調攝精神，保持神志安寧，收斂神氣，不使神思外馳。白天宜以平素所好的事物，隨意玩樂，並積極參加一些有益而力所能及的社會活動，保持樂觀向上的情緒，以走出凄涼低落的窘境。在飲食上應多補充些水分以及水溶性維生素B和C，平時可多吃蘋果和綠葉蔬菜，以助生津防燥，滋陰潤肺。但秋天不應貪食瓜果，以防壞肚而損傷脾胃。也應少用蔥、薑、蒜、韭菜及辣椒等溫燥熱食物，否則夏熱未清，又生秋燥，易患溫病熱症。還應適當吃些高蛋白食物，如牛奶、雞蛋和豆類等，使人的大腦產生一種特殊物質，可消除抑鬱情緒。

在生活起居上，除了注意天氣變化，適當增添衣物外，為了提高人體對冬天的禦寒能力，某些呼吸道抵抗力較弱而易患氣管炎的人，特別應當進行秋凍，以保證機體從夏熱順利的與秋涼「接軌」。以增強體質提高人體對氣候變化的適應性與抗寒能力。此外還應該加強

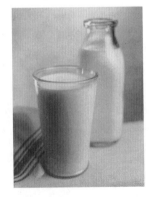

身體鍛鍊，以調整陰陽，提高身體對氣候變化的適應性，如可通過健身體操、跳舞、郊遊登山、氣功鍛鍊等方法來增強肺臟的生理功能。同時還應注意消除和避免誘發咳嗽的一些因素，如吸菸、喝酒以及煙霧、灰塵和有害氣味的刺激等。

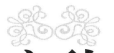

立秋 養生藥方
腹痛腹瀉藥方

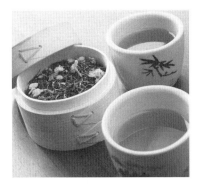

立秋是進入秋季的初始，《管子》中記載：「秋者陰氣始下，故萬物收。」在秋季養生中，《素問・四氣調神大論》指出：「夫四時陰陽者，萬物之根本也，所以聖人春夏養陽，秋冬養陰，以從其根，故與萬物沉浮於生長之門，逆其根則伐其本，壞其真矣。」此乃古人對四時調攝之宗旨，告誡人們，順應四時養生要知道春生夏長秋收冬藏的自然規律。

從五行生旺推算，可知此時肝臟、心臟及脾胃都處於衰弱階段，所以要注意加強對這些器官的保養。此時人們最容易患陰暑的病症，由於此時已有習習的涼風，不像夏天那樣一天到晚總是又熱又悶，所以人們往往會盡情享受這立秋後的一絲涼意，結果卻使身體受涼而產生高溫頭痛的病症。

由於此節氣氣溫仍然很高，各種食品極易腐敗變質，又由於此時生食的瓜果蔬菜極多，所以不良飲食習慣或食物不潔都容易導致腸胃疾病的發生。另外，因為時值暑期旅遊旺季，國人前往東南亞或其他熱帶國家旅遊時，常因一時飲食衛生的疏忽，導致腸胃道感染。症狀包括腹痛、腹脹、腹瀉、腹鳴、噁心嘔吐等。

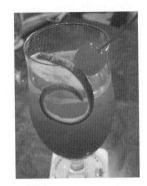

　　對於一般腹瀉患者，除了要內服藥物和注意休息外，特別要重視飲食調理配合治療，減輕病狀，恢復健康。在飲食調理上，要以富於營養而又起到治療作用為原則，要限制粗糙纖維食物與刺激性食品，以保護腸黏膜和腸道功能。因此，患者應吃些流質飲食，如米湯、稍濃茶水、檸檬茶，有條件的可飲優酪乳，因優酪乳較有營養，又可抑制腸道有害細菌生長，同時也有收斂作用。其他如藕粉、果汁、果凍、蘋果泥、軟麵、菜湯、蛋湯等，這些食物脂肪含量低，且易於消化吸收。

一、下痢蔬果療方

◎白茄子500克，生薑10克。每日1劑，分2次水煎服。

◎馬齒莧120克。將馬齒莧洗淨，瀝乾水分，搗爛絞汁，取原汁服用。每日2～3次。

◎南瓜根150克。每日1劑，分2次水煎服。

◎蘋果皮20克，陳皮10克，生薑6克。每日1劑，分2次水煎服。

◎大蒜2個。將大蒜去皮，切成細末，拌入食物內生食。每日1劑，分2次服用。

◎大蒜2個，炒山楂30克。每日1劑，分2次水煎服。

◎苦瓜葉適量。將苦瓜葉曬乾，研為細末，貯瓶備用。每日2～3

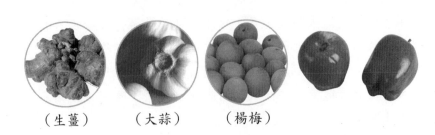

（生薑）　　（大蒜）　　（楊梅）

次，每次服6克。

◎楊梅200克，白酒400克。將楊梅放入瓶內，倒入白酒密封浸泡10日。每日2次，每次食楊梅1～2枚。

◎薑汁25克，蘿蔔汁150克，蜂蜜50克，濃茶1杯。將諸汁倒入大碗內調勻，隔水蒸至溫熱，1次服完。每日2次。

◎馬齒莧50克，茶葉15克，紅糖30克。每日1劑，2次水煎，當茶飲用，連服3～6天。

◎陳皮10克，茶葉15克。每日1劑，分2次水煎服。

◎石榴皮20克，紅糖適量。每日1劑，分2次水煎服，服前加入適量紅糖。

◎胡椒末1.5克，茶葉（炒焦）3克，紅糖15克。每日1劑，用沸水沖泡，當茶飲用。

◎甜菜（連根）3棵。每日1劑，分2次水煎服。

◎烏梅10克，黃連12克。每日1劑，分2次水煎服。

◎黃瓜藤15克，乾薑10克，黃連15克。每日1劑，分2次水煎服。

◎蕃石榴（芭樂）2顆。將果實去籽，加點水打成果汁飲用。

二、腹痛、腹瀉藥方

◎**葛根黃連黃芩湯**：葛根6克，黃連、黃芩各3克，甘草2克。以水煎服。

◎**柴胡桂枝湯**：柴胡5克，半夏4克，桂枝2.5克，黃芩、芍藥、人參、大棗、生薑各2克，

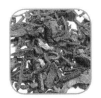

（陳皮）

（茶葉）

（紅糖）

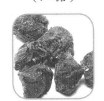

（烏梅）

（半夏）

（柴胡）

甘草1.5克。以水煎服。

◎**半夏瀉心湯**：半夏5克，黃芩、人參、甘草、大棗、乾薑各2.5克，黃連1克。以水煎服。

◎**甘草瀉心湯**：甘草4克，半夏5克，黃芩、人參、大棗、乾薑各2.5克，黃連1克。以水煎服。

◎**生薑瀉心湯**：生薑2克，乾薑1.5克，黃芩、人參、甘草、大棗各2.5克，半夏5克，黃連1克。以水煎服。

◎**黃連湯**：黃連、桂枝、人參、甘草、大棗、乾薑各3克，半夏6克。以水煎服。

◎**黃芩湯**：黃芩、大棗各4克，芍樂、甘草各3克。以水煎服。

◎**胃風湯**：茯苓4克，當歸、白朮、人參、川芎、芍藥各3克，桂枝2克，栗米5克。分2次水煎服，飯後溫服。

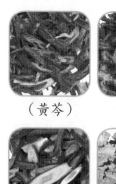
（黃芩）

（黃連）

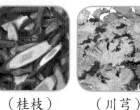
（桂枝）　　（川芎）

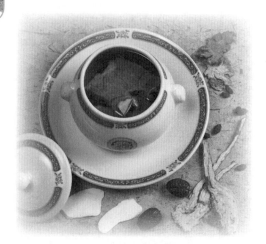

處暑 養生藥方

支氣管擴張、肺結核藥方

處暑節氣時，炎熱的氣候已接近尾聲。此時早晚溫度低，白天氣溫高，所以要注意隨天氣變化而增減衣服，小心受涼感冒。此節氣的顯著氣候特徵為乾燥，天氣少雨，空氣中溼度小。此時人們往往有這種感覺，皮膚變得緊繃繃的，甚至起皮脫屑，毛髮枯而無光澤，頭皮屑增多，口唇乾燥或裂口，鼻咽燥得冒火，大便乾結。這種種表現都是由於氣候乾燥造成的。

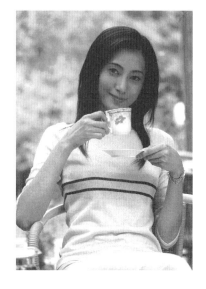

這種現象就是人們所說的秋燥。此節的秋燥屬溫燥，發展為病徵為咳嗽少痰、咽乾不適、鼻燥口乾、手腳心熱等。某些疾病在秋燥的作用下，也易復發或加重，如支氣管擴張、肺結核等。因此，在此節氣中，自我保健防秋燥就顯得十分重要。

秋燥與人的體質有關，所以預防秋燥的最好方法便是增強身體素質。首先要確保充足的睡眠及睡眠質量。現代醫學研究將睡眠分為入睡期、淺睡期、中等深度睡眠期和深度睡眠期。當人進入前兩期時是處於朦朧狀態，容易被喚醒，後兩期則

處於熟睡狀態，一般來說，熟睡時不易被叫醒。如果能正常地
進入睡眠四期，則人的大腦將能得到很好的休息，第二天能夠
保持最佳的精神狀態。睡眠可使人消除疲勞，大腦及肢體得到
充分的休息。睡眠中還能產生更多的抗原抗體，增強機體抵抗
力，所以說睡眠也是養生的重要方法之一。因此現代醫學常把
睡眠作為一種治療手段，用來治療頑固性疼痛及精神疾病。其
次是要加強晨練。針對此節氣的氣候乾燥，晨練應從早晨剛醒
來便開始。早晨醒來後，在床上應進行吐納、叩齒、咽津及調
息等功法，然後再下床到室外進行體育鍛鍊。

一、支氣管擴張中藥治療

支氣管擴張指支氣管及其周圍肺組織的慢性炎症損壞管壁，以致
支氣管擴張和變形。以反覆咳嗽、咳吐膿痰和間斷咯血為主要特
徵，起病緩慢，可伴有衰弱無力、消瘦、貧血、食慾不振和杵狀
指（趾）等症。

❋ 瓜簍桔梗湯

桔梗、浙貝、桑白皮、全瓜簍、苡仁、海蛤粉、黃芩各15克，杏
仁、當歸、桃仁各12克，金銀花、魚腥草、葦莖（蘆根）各30
克，黃耆20～30克。合併肺部感染再加紫花地丁、大黃等。每日
1劑，水煎分3～4次服。適用於咳嗽、吐膿痰為主者。病情緩解
後，改製成丸劑，每日10克，日服3次。

 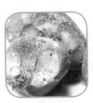

（桔梗）　　（浙貝）　　（魚腥草）　　（黃耆）

✿ 加減黛蛤散

青黛、海蛤粉、黃芩、生地各15克，白芨20克，紫菀、當歸、桔梗、阿膠（烊）各10克，丹皮、桑白皮各12克，地骨皮、大黃炭各10克。每日1劑，水煎分3～4次服。適用於咯血為主者。

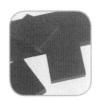
（阿膠）

✿ 支擴成方

生三七、蒲黃炭、杏仁、款冬花、川貝母、橘白、橘絡、阿膠、黨參各15克，海蛤粉、南天燭、百合、生白朮、牡蠣各30克，糯米60克，白附120克，以上藥材（貝殼類如牡蠣採用浸膏入藥）研末製成散劑或丸劑，每日10～15克，每日2次。對咳吐膿痰、咯血患者均有效。

（桑白皮）

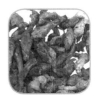
（款冬花）

✿ 預後藥方

杏仁、桃仁、冬瓜仁、苡仁、瓜簍仁、黃芩、白朮、茯苓、法半夏、金銀花、黃耆、太子參、淫羊藿、靈芝各等份，製蜜丸，每服9克，日2～3次，連服2～3個月以上。適用於病情緩解後的預防性治療。

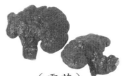
（靈芝）

二、肺結核

（一）中醫辨證分型治療

✿ 肺陰虧損型

症狀：乾咳，聲音嘶啞，痰中帶血絲，胸部隱痛，骨蒸潮熱與手足心熱，兩顴發紅午後更著，盜汗，形體消瘦，口乾喜冷飲，舌紅脈細數。

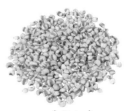
（苡仁）

症候分析：肺為嬌臟，喜潤惡燥，肺陰不足，失於清肅，氣逆作咳，但陰虧肺燥，故無痰。燥熱傷絡而咯血，陰虛內熱則過午低燒，因此有口乾喜冷飲以清內熱之需。盜汗為睡中不動而汗出，為陰虛之象，陰虛陽盛，迫汗外溢而有盜汗，舌紅脈細數也是陰虛之候，此症多見於疾病初起階段。

治法：養陰潤肺，清熱殺蟲。

藥方：月華丸加減。沙參12克，麥冬12克，天冬10克，生地18克，百部15克，白芨20克，山藥30克，雲苓15克，川貝12克，菊花10克，阿膠15克（烊化），三七3克（沖服）。水煎服，1日1劑，早晚分2次口服。咯血加茜草、大小薊、三七，盜汗加糯稻根，虛火盛加黃芩、知母，遺精加鍛牡蠣。

❀ 陰虛火旺型

症狀：咳嗽，氣急，痰黏而少，顴紅，潮熱，盜汗少寐，胸疼，咯血，遺精，月事不調，消瘦乏力，舌絳苔剝，脈沉細數。

症候分析：癆邪客肺，日久傷陰，肺傷咳甚，邪久化熱，更損肺陰，故痰少而黏稠，不易咯出，甚至絡傷而咯血痰。輕者量少可為痰中帶血，色鮮紅；重則大口咯血，挾有血塊，視為危候。若有脾虛，水溼失布，聚溼為痰貯於肺，而症見咳嗽、多痰，則多見於肺脾兼虛者。潮熱為慢性定時發熱，多由內傷所致，陰傷則火旺，水不制火，陽氣升騰，證見兩顴潮紅而內熱重，心煩而少寐，逼津外泄而盜汗重。脈絡不和、氣血瘀滯而胸疼，相火偏亢而遺精，沖壬失養而月事失調。子盜母氣，肺病及脾，生化失養，而見形體消瘦，肌肉疲倦少動。舌絳苔剝，脈沉細數，是久

（沙參）

（天冬）

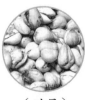
（川貝）

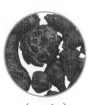
（三七）

病傷陰，臟氣虧虛之象。多見於病發日久的結核病患者。

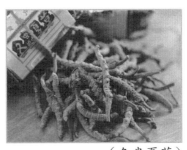
（冬蟲夏草）

治法：滋陰降火，抗癆殺蟲。

藥方：百合固金湯合青蒿鱉甲散加減。龜板10克，阿膠12克（烊化），冬蟲夏草12克，胡黃連10克，銀柴胡10克，百合30克，生地20克，麥冬12克，桔梗12克，貝母12克，當歸12克，青蒿15克，知母12克。水煎服，1日1劑，早晚分2次口服。

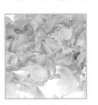
（百合）

❀ 氣陰耗傷型

症狀：面色晃白，神疲體軟，咳語聲微，納呆便溏，痰多清稀，畏風自汗與顴紅盜汗並見，舌淡苔白有齒痕，脈沉細而少力。

（貝母）

症候分析：久病之體，陰病損陽，致使氣陰兩傷，主要累及肺脾兩臟。肺不主氣，脾失運化，則見體弱聲微、面晃白、納呆便溏諸症，脾虛水失輸布，聚而多痰。肺虛衛外不固，故而汗出畏寒，陽氣衰則神疲體軟，倦怠乏力，皮毛不固易發感冒，加之肺癆固有的陰傷顴紅盜汗等證，從而形成氣陰兩傷症候，舌淡苔白有齒痕及脈沉細少力，皆為陰耗氣傷之象。此多見於久病不癒的結核病患者。

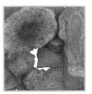
（白朮）

治法：益肺健脾，殺蟲補虛。

藥方：參苓白朮散加減。太子參15克，雲苓15克，白朮15克，山藥30克，桔梗12克，百合30克，大棗10個，黃耆20克，蓮子15克，當歸12克，白芨20克，功勞葉12克。水煎服，1日1劑，早晚分2次口服。

（蓮子）

❀ 陰陽兩虛型

症狀：少氣無力，消瘦面黃，聲喑音啞，潮熱盜汗，骨蒸癆熱，泄溏便急，痰白沫狀或血痰，心悸氣短，寡言少欲，納呆，自汗，滑精，閉經，苔黃燥，脈微細或虛弱無力。

症候分析：臟腑之間有互相資生、制約的關係，因此在病理情況下，肺臟局部病變也必然會影響其他臟器和整體，故有「其邪輾轉，乘於五臟」之說，肺癆與脾腎兩臟關係最為密切，脾為肺母，肺虛則耗奪脾氣以自養，則脾亦虛，脾虛不能化水穀為精微上輸以養肺，則肺虛更重，互為因果，終致肺脾同病，見神疲乏力、納呆、便溏、畏寒、倦怠等症。腎為肺之子，肺虛腎失滋生之源，或腎虛相火爍金，子盜母氣，致使肺氣更為耗竭，而不能滋養於腎，終致肺腎兩虛，腎陰虧虛，相火偏亢，擾動精室，則見夢遺，女子則月經不調等腎虛症狀。

若肺虛不能制肝，腎虛不能養肝，肝火偏旺，上逆侮肺，可見性急善怒、脅肋掣疼等症。如肺虛心火乘克，腎虛水不濟火，還可伴有虛煩不寐、盜汗、骨蒸癆熱等症。

久延而病重者，可演變發展至肺脾腎三臟同病。或因肺病及腎，腎虛不能納氣，或因脾虛及腎，脾不能化精以資腎，由後天而及先天，甚則肺虛不能佐心治節血脈運行，而致氣虛血瘀，出現氣短、喘急、心悸、唇紺、肢冷、浮腫等症，即肺源性心臟病的發生。此症見於肺脾腎三臟俱虛的患者，為氣陰耗損發展而成，見於重症肺結核晚期。綜上所述，肺癆以陰虛為先，繼可導致氣陰兩虛，陰陽俱虛。以臟腑辨證而言，病之初起，為肺陰虧損，繼

   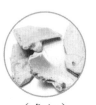

（山藥）　　（茯苓）　　（紫河車）　　（龜板）

之肺脾同病，氣陰兩傷，後期肺脾腎三臟交虧，陰損及陽，而致陰陽俱虛，並見心肝臟腑功能損害的嚴重症候。

治法：滋陰補陽，固本殺蟲。

藥方：補天大造丸加減。太子參15克，白朮15克，山藥30克，茯苓20克，黃耆30克，紫河車15克，當歸15克，鹿角10克，龜板12克，白芍12克，白芨30克，功勞葉12克。水煎服，1日1劑，早晚分2次口服。

（二）單方驗方

🌸 蒜白芨

（丹參）　（大黃）

紫皮蒜20克，去皮搗爛，加白芨3克與米汁同服，每日2劑。

🌸 芩部丹

黃芩9克，百部18克，丹參9克，共為細末，每日1劑。

🌸 白黃四味散（《千家妙方》）

適於肺結核咯血患者。白芨12克，生大黃9克，兒茶6克，白礬3克，共為細末，分30包，每日3次，每次1包。對肺結核有小量咯血者常有很好療效。

🌸 清肺鎮咳方

鐵包金、穿破石各30～60克，阿膠、白芨、瓜蔞、杏仁、枇杷

（黃耆）　　（當歸）　　（鹿角）　　（白芍）

秋

處暑・養生藥方

119

葉、紫菀、百部、貝母各10克，水煎服，每日1劑，分2～3次服下。適用於各型肺癆。

❋ 蟲草豬肉湯

冬蟲夏草、麥冬、沙參各9克，瘦豬肉100克，加水共煮湯，每日1次，連服10～15天。適用於肺癆肺陰虧損者。

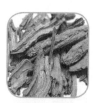

（地骨皮）

❋ 潤肺益氣方

生地、桃仁、麥冬、山藥、百部各9克，白花蛇舌草、仙鶴草各30克，凌霄花根、丹參各12克，水煎服，每日1劑。適用於肺陰虛型。

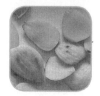

（杏仁）

❋ 補肺清熱方

秦艽、銀柴胡、北沙參、麥冬、川楝子、生地、地骨皮、白薇、青蒿、石斛、白芨、馬兜鈴、黃芩、百部各9克，白花蛇舌草、仙鶴草各30克，凌霄花根、丹參各12克，加水煎服。適用於肺癆陰虛火旺型。

（枇杷葉）

❋ 北耆鱉肉湯

鱉肉250克，百部、地骨皮、北耆各15克，生地20克，加水煎服，每日1劑，連服7～10天。適用於肺癆氣陰兩虛型。

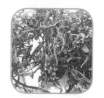

（白花蛇舌草）

❋ 白蜜阿膠珠

炙黃耆、黨參、淮山藥、茯神、麥冬（米

（仙鶴草）

炒）、炒棗仁、蒸薏米、玉竹、百合、阿膠珠（蛤粉炒）、當歸、枇杷葉各70克，熟地黃100克，山萸肉、川貝、川斷、紫菀、款冬花各50克，炙甘草30克，白蜜1000毫升，冰糖500克。將蜜、冰糖、阿膠珠之外諸藥加水浸泡24小時後，濃煎3小時取汁，再煎濃縮加入阿膠珠、白蜜、冰糖收膏，裝瓶備用，每日3次，每次1湯匙。適用於肺癆各型。

✳ 煲牛胎盤

牛胎盤1個，甜杏仁15克，苦杏仁12克，生薑3片，紅棗3個，酒適量。牛胎盤清水洗淨，浸泡幾小時後，再用開水焯透、切塊。炒鍋燒熱，加少量油再燒熱，下胎盤塊翻炒，泡適量白酒、薑汁，然後加杏仁、薑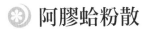

片、紅棗及適量清水，倒入砂鍋，煲至熟爛食用。適用於肺癆久嗽不癒者。

✳ 浮麥黑豆湯

浮小麥50克，黑豆（或豆衣）50克，烏梅2個，水煎，傍晚服，連服1週。適用於肺癆盜汗者。

✳ 解熱止咳方

石決明12克，地骨皮10克，銀柴胡6克。石決明碾碎，與其他2味共煎湯服。適用於肺癆低熱。

（銀柴胡）

✳ 阿膠蛤粉散

蛤粉、阿膠，炒後研細末，每日9克，分2次服。適用於肺癆咯血。

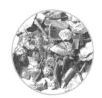

（石決明）

（三）外治法

✴ 敷藥法

五靈脂、白芥子、白鴿糞、大蒜（去皮）各30克，甘草12克，白鳳仙花1株，豬脊髓60克，麝香1克，醋適量。先將醋倒鍋內加熱，入麝香溶化，再將五靈脂、白芥子、白鴿糞、甘草共研細末，過篩，和豬脊髓、白鳳仙花全草、大蒜放在醋內搗成膏，炒布包裹，敷於肺俞、脾俞、腎俞、膏肓俞，2日換藥1次，15日為1療程，中間休息3日，繼續使用。適用於肺癆陰虛肺熱型。

✴ 敷臍法

五倍子、辰砂各2克，共研細粉，水調成糊狀，塗於塑膠薄膜上，敷於臍窩，膠布固定，24小時1次。適用於肺癆盜汗。

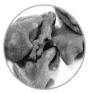

（五倍子）

✴ 摩擦法

鳳仙根、薑、桂皮、樟腦。薑、桂同搗，摻入樟腦，以鳳仙根蘸藥擦前胸、後背，日2～3次，每次30分鐘。適用於肺癆氣喘、盜汗、咯血。

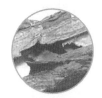

（甘草）

✴ 吸入法

將紫皮大蒜50克搗爛，蒜泥攤於玻璃瓶內，瓶口置於口鼻，吸其揮發氣，1～2小時，1日2次。適用於肺癆形成空洞之症。

（薑）

【編按：肺俞於背部第三胸椎棘突下方，外側1.5吋處。脾俞於背部第十一胸椎棘突下方，外側1.5吋處。腎俞於第二腰椎棘突下方，外側1.5吋處。膏肓俞於背部第四胸椎棘突下方，外側3吋處。】

白露養生藥方

哮喘、鼻炎鼻血藥方

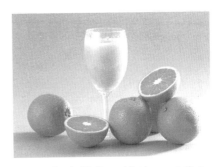

白露節氣，是氣候轉涼的開始。此時夜間及早晚的氣溫低，正午時的天氣仍很熱，是秋天日溫差最大的時候。古語說：「白露勿露身，早晚要叮嚀。」便是告誡人們白露時節氣溫轉涼，不能袒胸露體，尤其是一早一晚要多添些衣服。

這一節氣中，支氣管哮喘發病率很高，因此要做好預防工作。支氣管哮喘是一種很常見的發作性過敏性疾病，一般分為發作期和緩解期。本病典型發作前，常常有先兆症狀，如咳嗽、胸悶或連續噴嚏等，如不及時治療，就可能很快出現氣急、哮鳴、咳嗽、呼吸困難、多痰，患者常被迫坐起，兩手前撐，兩肩聳起，額部出冷汗，痛苦異常，嚴重者可見口唇和指甲發紫，甚至窒息死亡。發作持續數小時甚至數日才逐漸緩解。病情緩解後，症狀可以完全消失，與常人一樣。

支氣管哮喘的誘發因素很多，主要有：

◎接觸過敏原：過敏原種類很多，一般來自體外，如植物的花粉、房屋的塵土、蟎蟲、工業粉塵、動物毛屑、魚、蝦、油漆、染料等，都可以發病。

◎呼吸道感染：肺、支氣管、氣管、鼻竇炎症感染均可誘

發哮喘。

◎氣候改變：氣候轉冷，季節發病率增加，有些可以致敏的植物花粉，在春秋二季分布濃度增高；溫度、溼度高的時候，容易使細菌繁殖；氣壓低的時候，可以使花粉、有害粉塵、刺激性氣體等聚集在地面，濃度增加，容易吸入。

◎精神因素：情緒激動、條件反射可以誘發哮喘。

一、支氣管哮喘方

❁ 菊花桑葉飲

配方：野菊花、桑葉各10克。

服法：開水浸泡代茶飲。

功效：此方適用於剛出現早期感冒症狀時，此時亦應多飲茶水。

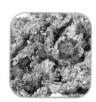

（菊花）

❁ 溫肺補腎湯

配方：炙麻黃、射干、五味子各12～15克，半夏、乾薑各10克，附子6～9克，黃耆、補骨脂、淫羊藿各25～30克，沉香0.6克（分二次吞服），雷公藤25克（先煎，亦可用地龍15～20克代之），黃芥15克。

服法：每日1劑，水煎服。

功效：適用於過敏型。

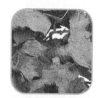

（射干）

（半夏）

❁ 清肺補腎湯

配方：炙麻黃10克，黃芩、射干、苦參各15克，魚腥草30克，全瓜簍、葶藶子各15～30克，補骨脂、黃耆各15～24克，沉香0.6克（分

（魚腥草）

2次吞服），雷公藤25克（先煎，亦可用地龍代之），大棗6枚。

服法：每日1劑，水煎服。

功效：適用於感染型及混合型。

❀ 龍膽截喘湯

配方：地龍20克，膽南星、北杏仁、桔梗、防風各15克，瓜簍、枇杷葉、川貝各12克，甘草8克。過敏型加款冬花12克，細辛10克；感染型及混合型加連翹、魚腥草各15～30克；喘甚加葶藶子、蘇子各15克。

服法：每日1劑，水煎1次服。

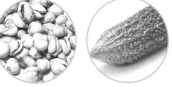

（川貝） （苦瓜）

二、鼻炎、鼻血驗方

❀ 老刀豆散

配方：老刀豆（帶殼）。

做法：焙乾，研成細末。

服法：每次5克，用黃酒調服，每日2次。

功效：治鼻淵（鼻竇炎）、鼻塞頭痛、時流濁涕。

❀ 苦瓜泥

配方：生苦瓜1條，白糖60克。

做法：苦瓜搗爛如泥，加糖搗勻，2小時後將水濾出，去渣。

服法：1次冷服，每日1劑。

功效：治鼻淵、鼻炎。

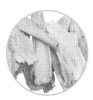 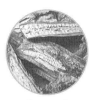 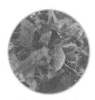 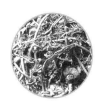

（桔梗） （防風） （枇杷葉） （細辛）

❊ 豆腐石膏湯

配方：生石膏50克，豆腐200克。

做法：加水500毫升，煮1小時，用少許食鹽調味，飲湯，隨意吃豆腐。

服法：每日1次，10日為1個療程。

功效：治鼻血。

（生石膏）

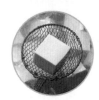
（豆腐）

❊ 豬膚紅棗羹

配方：鮮豬皮500克，紅棗250克，冰糖適量。

做法：豬皮加水適量，燉成稠黏羹湯，紅棗用慢火煮透，以表面無皺紋為度，然後放入豬皮湯中加冰糖調食。

服法：每日1次，半年為1個療程。

功效：治鼻血、衄血、紫癜。

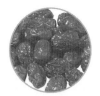
（紅棗）

❊ 塘虱黑豆湯

配方：塘虱魚1條（約500克左右），黑豆20克，韭菜適量。

做法：將塘虱魚洗淨切碎，與黑豆燉至熟透，然後加入調料、韭菜等煮熟。

服法：佐餐，飲湯食肉、豆、菜。

功效：治鼻血。

（韭菜）

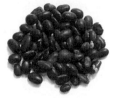
（黑豆）

❇ 蘑菇豬鼻湯

配方：蘑菇50克，豬鼻肉15克。

做法：將豬鼻肉切碎，同蘑菇一起煮熟，入調料。

服法：佐餐，飲湯食蘑菇、肉。

功效：治鼻血。

❇ 藕節粳米粥

配方：藕節10克，粳米50克，蜂蜜適量。

做法：共煮為粥，加入蜂蜜調勻。

服法：作早餐。

功效：治鼻血。

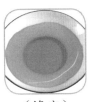

（蜂蜜）

（粳米）

❇ 木耳粥

配方：黑木耳30克，粳米100克，大棗3～5枚，冰糖適量。

做法：粳米、大棗煮粥，煮沸後加入木耳、冰糖適量，同煮成粥。

服法：作晚餐或點心食。

功效：治鼻血。

（藕節）

（黑木耳）

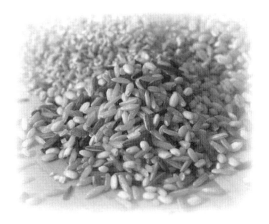

❋ 四汁飲

配方： 鮮藕1000克，鮮梨500克，生荸薺500克，生甘蔗500克，鮮生地500克。

做法： 共榨汁。

服法： 每次服一小杯，每日3～4次。

功效： 治鼻出血。

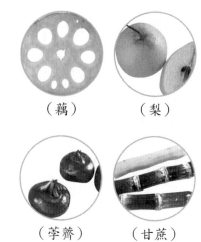

（藕） 　　（梨）

（荸薺） 　　（甘蔗）

❋ 韭菜根雞蛋

配方： 韭菜根120克，白糖30克，雞蛋1顆。

做法： 三味同煎至蛋熟，去渣及蛋殼，調入白糖服。

服法： 每日1次。

功效： 治鼻血、齒血。

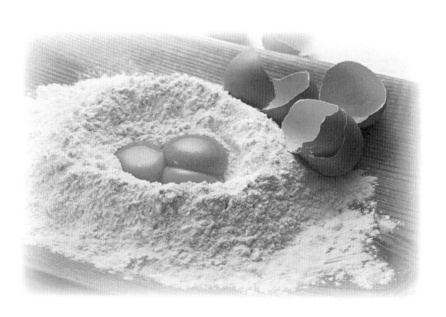

秋分 養生藥方

感冒咳嗽、小兒感冒藥方

因為秋分節氣已經真正進入到秋季，作為晝夜時間相等的節氣，人們在養生中也應本著陰陽平衡的規律，使機體保持「陰平陽祕」的原則，按照《素問·至真要大論》所說：「謹察陰陽之所在，以平為期。」陰陽所在不可出現偏頗。

從秋分節氣開始，人們的秋燥症狀一般屬於涼燥。秋分以前有暑熱的餘氣，故多見於溫燥；中秋之後，秋風漸緊，寒涼漸重，所以多出現涼燥。當然，秋燥溫與涼的變化，還與人的體質和機體反應有關。溫燥咳嗽是燥而偏熱的類型，常見症狀有乾咳無痰，或者有少量黏痰不易咯出，甚至可見痰中帶血，兼有咽喉腫痛、皮膚和口鼻乾燥、口渴心煩、舌邊尖紅、苔薄黃而乾，初發病時，還可有發熱和輕微怕冷的感覺。涼燥咳嗽是燥而偏寒的類型，病發時怕冷、發熱很輕、頭痛鼻塞、咽喉發癢或乾痛、咳嗽、咯痰不爽、口乾唇燥、舌苔薄白而乾。這類病症雖不是大病，但如不及時治療，病邪便會深入，病症會加重，少數人還會發生其他病變，出現高熱、抽風、出血等嚴重現象，所以應及早治療和預防。

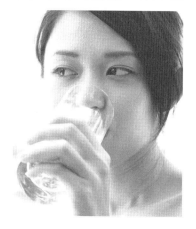

秋分以後，氣候漸涼，是胃病的多發與復發季節。傳統醫學認為，胃腸道對寒冷的刺激非常敏感，如果防護不當，不注意飲食和生活規律，就會引發胃腸道疾病而出現反酸、腹脹、腹瀉、腹痛等症，或使原來的胃病加重，所以患有慢性胃炎的人，此時要特別注意胃部的保暖，適時增添衣服、夜晚睡覺蓋好被褥，以防腹部著涼而引發胃痛或加重舊病。

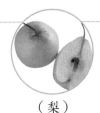
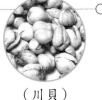

一、感冒咳嗽驗方

（梨）　　　（川貝）

✿ 白蘿蔔汁

做法：將白蘿蔔500克，搗碎取汁，加入冰糖少許，燉後放置溫熱服用，每日兩次，每次60毫升。

功效：可治療咳嗽。

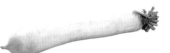

✿ 蘿蔔梨貝飲

做法：白蘿蔔500克、梨1個切成薄片，加入冰糖、川貝少許，煮水喝。

功效：可預防治療咳嗽、痰多。

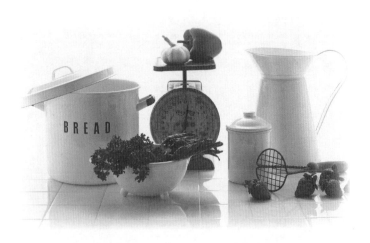

二、小兒感冒驗方

此節氣中人們易患感冒、咳嗽等病症，尤其是小孩，由於身體虛弱，更是應當做好預防，並且由於很多感冒藥有副作用，所以小兒用藥應當謹慎，在此專為小兒感冒、咳嗽準備了一些驗方。

✿ 小兒感冒方

配方：銀花6克，連翹6克，乾菊花6克，冬桑葉6克，杏仁6克，前胡6克，炒牛蒡子6克，元參6克，大青葉9克，薄荷4.5克，桔梗3克，甘草3克（1～3歲量）。

功效：辛涼解表，宣通肺氣。

主治：感冒。症見發熱微汗、鼻塞流涕、咽紅咳嗽、舌苔薄黃、脈浮數等風熱表現者。

加減：感冒身熱不退加柴胡4克，葛根9克；見身熱無汗、惡寒、鼻流清涕之風寒感冒，去銀花、連翹、元參，加荊芥、防風各4克，紫蘇、淡豆豉各6克。

✿ 小兒感冒方二

配方：金銀花12克，赤芍12克，連翹6克，梔子6克，黃芩6克，牛蒡子6克，花粉6克，龍膽草6克，六一散6克，枳殼3克，青黛3克，薄荷4.5克，荊芥穗4.5克。

服法：每日1劑，兩煎，共煎成100毫升，分2～3次溫服，年長兒可1次頓服。

功效：疏風清熱解毒。

主治：小兒上呼吸道感染。

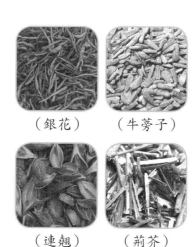

（銀花）　（牛蒡子）

（連翹）　（荊芥）

❊ 小兒流行性感冒方

配方：柴胡12克，黃芩9克，太子參6克，半夏7克，炙甘草3克，生薑6克，大棗3枚（去核），板藍根15克。

服法：此為8歲兒童用量，水煎分3次服，3小時1次。不及6歲者減1／4～1／3量，超過10歲者增1／4～1／3量。第一劑飲完，繼用二劑，睡時停服。一般4劑體溫下降，恢復正常，得微汗而癒。

功效：清熱透表解毒，和解少陽。

主治：小兒流行性感冒，發熱咳嗽，身上少汗，脈搏浮數，高燒持續不退，注射抗生素、服解熱藥物無效者。

加減：臨床投與此方，遵照既往經驗，凡有氣喘現象加厚朴6～9克、射干6～9克、葶藶子9～12克；胸悶痰多加橘紅9～12克、茯苓9～12克、枇杷葉12～18克；咳較重加前胡6～9克、浙貝母6～12克、款冬花6～9克（包）、百部6～9克；大便乾結加全瓜蔞9～15克；咽喉痛加苦桔梗6～12克、錦燈籠9～12克。

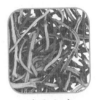

（柴胡）

（板藍根）

（金銀花）

（赤芍）

（枇杷葉）

❊ 小兒流行性感冒方二

配方：淡豆豉25克，赤檉柳9克，荊芥穗9克，山梔皮9克，大青葉9克，板藍根18.8克，粉葛根9克，金銀花18.8克，青連翹18.8克，川貝母18.8克，白茅根18.8克，天花粉18.8克，潤元參18.8克，廣陳皮18.8克，條黃芩18.8克，冬桑葉12.5克，淨蟬衣12.5克，赤芍18.8克，羚羊角粉1.6克，犀角粉1.3克（或用水牛角粉12.5克代替）。

服法：糖顆粒散劑，每包1.8克重。1日總量，1歲1包，3歲2包，6歲4包。分2至4次服。

功效：散風清熱。

主治：流行性感冒、上呼吸道感染、急性咽炎、流行性腮腺炎、麻疹、風疹、幼兒急疹、蕁麻疹。

❀ 小兒咳嗽驗方

配方：茯苓15克，法半夏6克，陳皮6克，蘇子6克，黃芩6克，桑皮10克，杏仁6克。

功效：健脾燥溼，清肺化痰。

主治：小兒咳嗽。2歲以內嬰幼兒多見，多有宿痰、喉間漉漉有聲、摸之胸背有震手之感，常兼大便溏稀、舌質淡、苔薄白、脈滑或緩，病程遷延易復發，症屬脾溼肺熱型。

加減：痰多喉間痰鳴難出者，加海浮石、生蛤殼、生牡蠣各15克。

（半夏）

（陳皮）

❀ 小兒咳嗽驗方二

配方：荊芥9克，前胡6克，黃芩10克，百部10克，板藍根9克，連翹10克，桑白皮10克，貝母10克，陳皮6克，半夏6克，甘草3克，知母9克，生大黃3克。

服法：開水煎湯，分多次服。

功效：疏風清熱，潤肺止咳。

主治：風熱咳嗽。症見咳嗽無痰或痰稠色黃、微熱、汗出、口渴咽乾、鼻塞流黃涕、大便祕結、小便短黃、舌質紅、苔微黃、脈浮數、指紋顯浮深紅。

（黃芩）

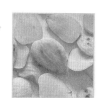

（杏仁）

⊛ 小兒咳嗽特效驗方

配方：款冬花12克，地龍乾10克，前胡10克，甘草3克，百部5克，雲苓20克。

做法：開水煎湯，分多次服。

功效：潤肺止咳。

加減：風熱加蘇葉、杭菊、南豆花；肺熱加瀉白散、麻杏石甘湯；喘加銀杏10粒（炒）；偏寒加小青龍湯、二陳湯；肺燥加沙參、百合、瓜子仁；脾虛加四君子湯、參苓白朮散、蓮子肉、大棗、芡實；挾溼加四苓散（胃苓湯）；暑溼加青蒿、滑石、甘草、香薷。

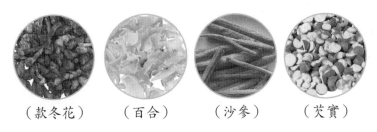

（款冬花）　（百合）　　（沙參）　　（芡實）

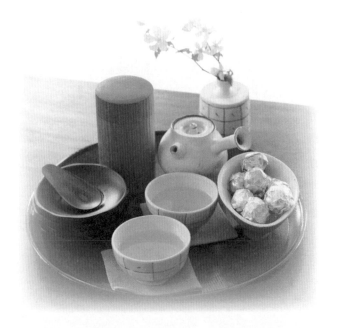

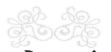

寒露 養生藥方

中風及陽痿藥方

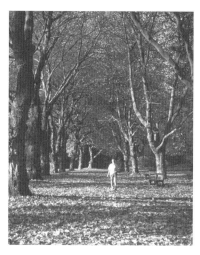

寒露以後，隨著氣溫的不斷下降，感冒是此時最易流行的疾病，研究認為，在氣溫下降和空氣乾燥時，感冒病毒的致病力增強。當環境氣溫低於15℃時，上呼吸道抗病力則下降。因此，著涼是傷風感冒的重要誘因，要適時更衣，加強鍛鍊，增強體質。此時，哮喘會越來越重、慢性扁桃腺炎患者易引起咽痛，痔瘡患者也較先前加重。

對於老年人來說，此時真可謂多事之秋，很多疾病的發生都會危及老年人的生命。其中最應警惕的便是心腦血管病。由於氣溫開始明顯地變冷，於是心腦血管疾病、高血壓從這月開始成了多發病。這是因為：第一，低溫可使體表血管彈性降低，外周阻力增加，使血壓升高，進而導致腦血管破裂出血。第二，寒冷的刺激還可使交感神經興奮，腎上腺皮質激素分泌多，從而使小動脈痙攣收縮，增加外周阻力，使血壓升高。第三，寒冷還可使血液中的纖維蛋白原的含量增加，血液黏稠度增高，促使血液中栓子的形成。

　　另外，中風、老年慢性支氣管炎復發、哮喘病復發、肺炎等疾病也嚴重地威脅著老年人的生命安全。研究認為，10月末至11月初是高血壓病發作的第一高峰期，據臨床統計，90%以上的中風病人有高血壓病史。因此，此時的中風病人明顯增多與氣溫低、氣壓高密切相關，預防中風，要重視高血壓等原發病的治療，做好家庭急救與護理。

一、中風後遺症

❀ 大活絡丸

配方：蘄蛇、烏梢蛇、麝香、威靈仙、冰片、天麻、紅參、全蠍、何首烏、貫眾、肉桂、黃連、烏藥、廣藿香、乳香、沒藥、豆蔻、黃芩、木香、龜甲、當歸、牛黃、血竭、天南星、沉香、松香、殭蠶、防風、補骨脂……等共48味。

服法：溫黃酒或溫開水送服。一次1丸，一日1～2次。

功效：祛風止痛，除溼豁痰，舒盤活絡。用於中風痰厥引起的癱瘓、足萎痹痛、盤脈拘急、腰腿疼痛及跌打損傷、行走不便、胸痹等症。

（威靈仙）

（天麻）

❀ 中風回春丸

配方：川芎、紅花、丹參、當歸、地龍乾、威靈仙、全蠍、殭蠶……等。

服法：用溫開水送服，一次1.2～1.8克，一日三次，或遵醫囑。

功效：具活血化瘀、舒筋通絡之功效，適用於中風偏癱、口眼歪斜、半身不遂、肢體麻木等症。

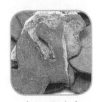
（何首烏）

（丹參）

【編按：目前坊間販售的包裝中藥品項繁多，其中卻有不少標示不清或來源不明者，因此為了讀者朋友們的用藥安全，在選購時務必加以留意合格標示，可上行政院衛生署藥物食品檢驗局（http://www.nlfd.gov.tw/）網站查詢。】

二、陽痿早洩

（菟絲子）　（五味子）

❀ 鎖陽酒

配方：鎖陽30克，白酒500毫升。

服法：將鎖陽浸泡在白酒中，7天後棄藥渣，裝瓶飲用。每天2次，每次15～20毫升。

功效：益精壯陽，養血強筋。適用於腎虛陽痿、腰膝無力、遺精滑泄、精血不足等症。

❀ 菟絲子酒

配方：菟絲子30克，五味子30克，白酒500毫升（或米酒）。

服法：將菟絲子、五味子裝布袋，置淨器中，用白酒浸泡，7天後棄藥渣飲用。每天2～3次，每次20～30毫升。

功效：補腎益精，養肝明目。適用於肝腎不足的目昏、耳鳴、陽痿、遺精、腰膝痠軟等症。

❀ 板栗酒

配方：板栗500克，白酒1500毫升。

服法：洗淨板栗，逐個切口，放入白酒中浸泡，7天後飲用，每次性交前適量飲用。

功效：滋補心脾，補腎助陽。適用於男子陽痿、滑精等症。

秋

寒露・養生藥方

137

❄ 韭菜子酒

配方：韭菜子100克，米酒500毫升（或高粱酒）。

服法：韭菜子研碎，浸於米酒中，7天後可飲用，每天3次，每次10毫升，飯後服。

功效：助陽固精。適用於陽痿、遺精、早洩、腰膝冷痛等症。

❄ 鹿茸酒

配方：嫩鹿茸6克，山藥片10克，白酒500毫升。

服法：將嫩鹿茸切片，加山藥片裝布袋內，置酒中浸泡7天，即可飲服。

功效：補腎助陽。

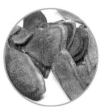

（鹿茸）

❄ 蛤蚧酒

配方：蛤蚧1對，黃酒500毫升。

服法：將蛤蚧去頭、足、鱗，浸於黃酒中，20日後可服用。

功效：補腎壯陽，平咳止喘。

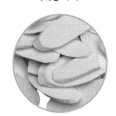

（山藥）

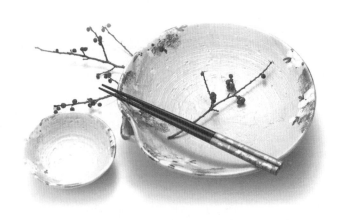

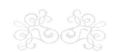

霜降 養生藥方

慢性胃炎、關節痛藥方

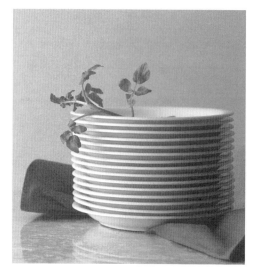

霜降節氣，是秋天的最後一個節氣，按中醫理論，此節氣為脾臟功能處於旺盛時期，由於脾胃功能過於旺盛，易導致胃病的發出，所以此節氣是慢性胃炎和胃、十二指腸潰瘍復發的高峰期。由於寒冷的刺激，人體的自主神經功能發生紊亂，胃腸蠕動的正常規律被擾亂；人體新陳代謝增強，耗熱量增多，胃液及各種消化液分泌增多，食慾改善，食量增加，必然會加重胃腸功能負擔，影響已有潰瘍的修復；深秋及冬天外出，氣溫較低，且難免吞入一些冷空氣，可以引起胃腸黏膜血管收縮，致使胃腸黏膜缺血缺氧，營養供應減少，破壞了胃腸黏膜的防禦屏障，對潰瘍的修復不利，還可導致新潰瘍的出現；同時寒冷的季節裡，大多數人喜歡熱食，如吃火鍋、喝熱粥等，特別是有人常以燒酒禦寒，更是火上澆油，增加對胃黏膜的刺激，可促使潰瘍面積擴大加深，使病情加重，如潰瘍損

傷血管就會引起消
化道出血。

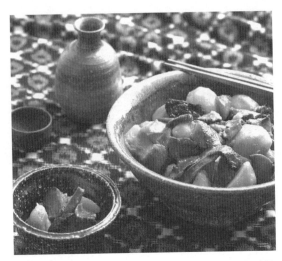

　　因此，潰瘍病
人在寒冷的深秋及
冬天，要特別注意
自我保養，增強自
我保健意識。該病
是一種容易復發的
病，因而專家們主
張對潰瘍進行維持
治療，尤其是既往有過多次復發者，應作為維持治療的重點對
象，可於醫生指導下使用藥物（如Ranitidine）。同時注意日常
生活中的保養，保持情緒穩定，避免情緒消極低落；注意勞逸
結合，避免過度勞累；適當進行體育鍛鍊，改善胃腸血液供
應；注意防寒保暖，特別應注意腹部保暖；堅持定時定量進
餐，食物冷暖適宜，切忌暴食和醉酒，同時要避免服用對胃腸
黏膜刺激性大的食物和藥物。

　　由於天氣變得一天比一天寒冷，老年人極容易患上「關節
痛」的毛病。「關節痛」也就是膝骨性關節炎（或稱退化性關
節炎）的常見症狀。人的膝關節是個活動範圍很大的負重關
節，幾乎承受著全身的重量。人到老年以後，膝關節由於長年
的磨損，是最容易老化的。老化後的膝關節往往容易發生骨性
關節炎，造成行動不便。膝關節引起的骨性關節炎，主要是關
節軟骨由於某些原因而發生退行性病變。隨之而發生關節及周
圍韌帶鬆弛失穩，關節滑膜萎縮或增生，分泌的滑液減少或增
加，引起關節腫脹、疼痛等。有時骨關節面下骨質疏鬆，或有
小的囊性變化，這種變化可使軟骨深層營養中斷，而使骨關節
炎發生或加重。

　　膝骨性關節炎的發生，與氣候發生關係密切。因此老人到

了秋季應特別當心，注意膝關節的保健。首先應注意膝關節的保暖防寒；其次要進行合理的體育鍛鍊，如打太極拳、慢跑、做各種體操等，活動量以身體舒服、微有汗出為度，貴在持之以恆。有些老年人經常以半蹲姿勢，做膝關節前後左右搖晃動作，進行鍛鍊。因半蹲時髕面壓力最大，搖晃則更會加重磨損，致使膝骨性關節炎發生，所以，這種鍛鍊方式是不可取的。另外，一旦發生膝骨性關節炎，應立即到醫院治療，以免病情加重。

一、慢性胃炎藥方

◎丹參15克，百合15克，柴胡10克，黃芩10克，烏藥10克，川楝子10克，鬱金10克。以水煎服，每日一劑，分早晚服用。對慢性胃炎和胃潰瘍有療效。

◎黨參15克，白朮10克，姜半夏6克，陳皮6克，降香10克，丁香6克，海螵蛸15克，炙甘草6克。以文火煎服，每日一劑分早晚用。主治消化道潰瘍和胃炎。

◎**茯苓飲：**主要成分有茯苓、白朮、人參、枳實、生薑、陳皮。

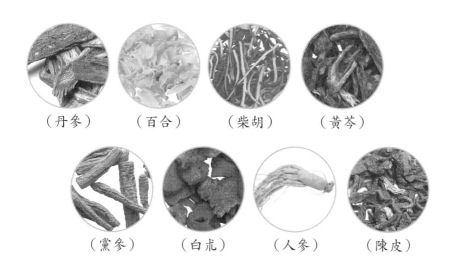

（丹參）　　（百合）　　（柴胡）　　（黃芩）

（黨參）　　（白朮）　　（人參）　　（陳皮）

茯苓飲具健胃化痰的功效，可應用於胃炎治療。

二、關節痛藥方

◎紅花一兩、透骨草一兩。放入瓦盆內倒兩平碗水，文火煎半小時後點上白酒一兩，就熱（略放一會兒以免燙著）放在雙腿膝蓋下（坐在床上）用棉被蒙到雙腿上蓋嚴，以熱藥酒氣熏腿（千萬別燙著），最好在秋冬，每晚臨睡前熏一次，持之以恆，定能有效。

◎中藥千年見、追地風各25克。用500毫升二鍋頭酒泡7天後服用，每天喝三四次，每次50克。共服4劑，即4瓶藥酒。藥酒盡力在短期內全部喝完（2～4天為好）。

◎取桑枝、柳枝各一把，用水煮30分鐘熏洗患處，可治腰腿痛尤其是由風寒引起的腰腿痛。

◎核桃仁可祛風溼。每天空腹吃5至6個核桃，三個月下來，四肢關節硬腫消失，伸屈自如。

◎用吳茱萸、川芎等藥每晚藥浴，可以治療關節痛。

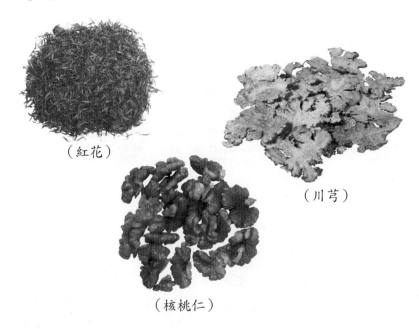

（紅花）

（川芎）

（核桃仁）

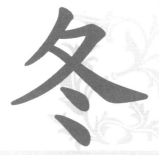

冬

冬季是飲食進補的最好時節宜，但是切勿盲目進補。

冬季宜早睡晚起、潤養五臟，以抗病延壽。

去寒就溫，無泄皮膚，使氣極存

冬季包括立冬、小雪、大雪、冬至、小寒、大寒六個節氣，是一年中氣候最寒冷的季節。冬季之風為北風，其性寒。「寒」是冬季氣候變化的主要特點。冬在五臟應腎，

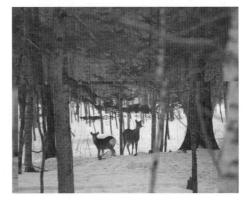

「冬不藏精，春必病瘟」即所謂要補腎藏精，養精蓄銳。寒為六淫邪之一，故冬天應保暖避寒，起居宜早睡晚起。

　　《黃帝內經・素問・四氣調神大論》中指出：「冬三月，此謂閉藏。水冰地坼，無擾平陽。早臥晚起，必待日光。使起若伏若匿，若有私意，若已有待。去寒就溫，無泄皮膚，使氣極存。此冬氣之應，養藏之道也。逆則腎傷，春為痿厥，奉生者少。」這段話講的便是冬天的養生之道，亦即為養陰之道。

　　上段話意思是說：冬季即農曆十、十一、十二月陰氣盛極，萬物潛伏，自然界呈現閉藏的氣象。水冰地裂，萬物的生機沒有受到干擾，而都潛藏起來。人們應當早睡晚起，早晨等太陽升起後起身。使自己的志意伏匿，保持安靜，好像有私意在胸中，又像所求已得而不外露，使神氣內藏。應該避寒就

溫，不要開泄皮膚出汗，致使陽氣頻數耗奪。這就是應冬季閉藏之氣，調養人體「藏氣」的道理。如果人體違逆了冬季閉藏之氣，就會傷害腎氣，冬季傷害了腎氣，到了春季，就會發生痿厥的病變，這是因為人在冬季「藏氣」不足，導致春天「生氣」力量不夠的緣故。

因此，在萬物斂藏的冬季，人們應當順應自然界收藏之勢，收藏陰精，潤養五臟，以抗病延壽。冬季的起居作息要注意不可擾動陽氣，應當早睡晚起。早睡可以養人體陽氣，保持溫熱身體，遲起則能養人體陰氣。

冬季在飲食上要加強營養，增加熱量。在蛋白質、高醣和脂肪這三大產熱營養素中，蛋白質的攝取量可保持在平時的需求水平，熱量增加部分則應提高醣類和脂肪的攝取量。

此時，正是進補的大好時機，但是由於人們不熟悉進補的真諦，盲目進補，而造成虛者更虛、實者更實，使體內平衡失調，引發許多不良反應。

為此，冬令進補必須按照「春夏補陽、秋冬養陰」的原則進行，視身體陰陽盛衰而調補。

在經過漫長的春夏炎熱之後，人體的陽氣消耗了大量的陰氣，再加上氣候乾燥又使陰氣受損。如果在冬季大肆補陽，必然會造成陰精的虛損，出現陰陽兩虛的現象。壯陽必須有陰精的基礎，否則便會「油盡燈滅」，我國古

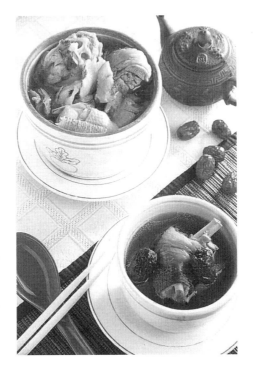

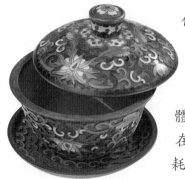

代就有許多因大量服壯陽藥而斃命的實例。

冬季補陰的另一個含義，在於秋冬大自然以閉藏為特徵，人體要順應大自然秋冬閉藏的特點，在冬季要注意保存陰精，切忌助陽耗陰的助陽興陽之品。當然，冬令補陰並非是單純服用補陰之品，而應該根據中醫的辨證原理，以確定體質的陰陽盛衰，陰虛者當然補陰無疑，而陽虛者則要分清單純陽虛還是陰陽兩虛。建議各位不妨先找具合格證照的專業醫師，進行個人中醫體質辨證，了解自己究竟屬於哪一種體質，再決定如何進補。

單純陽虛是以補陽為主，陰陽兩虛則應在補陰的基礎上加入補陽之品。總之，在冬令進補中，要了解兩點：一是補陽可奏效，但無陰精基礎則會更虛；二是補陰是創根基，不可只求速度。只要根基堅固，則補陽可見成效，並無早晚。這也是冬令補陰的重大意義，使來年有足夠的後備源泉，而且對延年益壽也是有益的。

冬季人體的消化機能比春、夏、秋季均為活躍，胃液分泌增加，酸度增強，食量增大。

中醫認為冬季是飲食進補的最好季節，民間有「冬天進補，開春打虎」的諺語，尤其冬至日後進補最好，因為冬至是冬三月氣候轉變的分界線，冬至後陰氣開始消退，陽氣逐漸回升，在閉藏中還有活潑的生機，此時進補更易於發揮效能，是虛弱體質調養的最好時機。

冬季食補因為要注意營養素的全面搭配和平衡吸收，以「五畜為益」。偏於陽虛的人以羊肉、雞肉等溫熱食物為益，它具有溫中、益氣、補精、填髓的功能。陰陽俱虛、羸弱之人，當多食滋陰填精的食品，如牛髓、蛤蟆油（雪蛤膏、蛤士蟆）之類。陰氣不足者，則益食鴨肉、鵝肉。鴨肉性味甘寒，有益陰養胃、補腎消腫、化痰止咳的作用；鵝肉性味甘平，鮮嫩鬆軟，清香不膩。鱉、藕、黑木耳等也是益陰佳品，同時還應多吃蔬菜和水果。

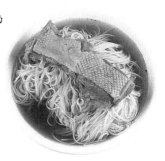

冬令進補是人們對健康的一種投資，但是，進補也有一定的學問，要注意禁忌：

1.忌亂補

一般說來，中年人以補益脾胃為主，老年人以補益腎氣為主，但具體上以個人體質來區分的話，又有氣虛、陰虛、陽虛、血虛和氣血陰陽共虛等多種情況。

2.忌過於油膩和厚味

對於脾胃消化不良者來說，關鍵在於恢復脾胃功能。脾胃消化功能良好，營養吸收的成分才有保證，否則補了也是白補。因此，冬令進補應以容易消化吸收為準繩。

3.忌單純進補

冬令進補只是養生保健的一個重要方面，但是，單純只靠進補並不能達到理想境界，還應當有適當的體育鍛鍊和腦力勞動，並注意調理好飲食，方才有益於養生。

4.忌偏補

中醫認為，「氣為血之帥，血為氣之母」。冬令進補切忌一味偏補，而應注意兼顧氣血陰陽，防止過偏而引發其他疾病。

5.忌偏貴

補品並非越貴越好，關鍵在於對症進補。中醫有一句名言：「用之得當大黃是補藥，用之不當人參是毒藥。」所以冬令進補忌一味追求補品的珍貴難得，不對症的貴重補品，吃多了也未必是好事。

6.忌感冒進補

冬令罹患流行性感冒而咳嗽時，不宜進補，否則後患無窮。

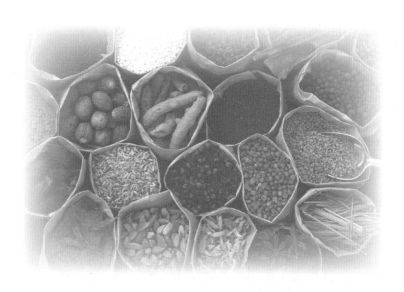

立冬 養生藥方

流行性感冒藥方

節氣諺語

立冬無雨一冬晴，
立冬有雨春少晴。

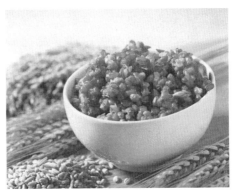

在傳統觀念中「冬」即「終也」，有結束之意。中醫學認為，這一節氣的到來是陽氣潛藏，陰氣盛極，草木凋零，蟄蟲伏藏，萬物活動趨向休止，以冬眠狀態，養精蓄銳，為來春生機勃發做準備，不要因擾動陽氣而破壞人體陰陽轉換的生理機能。正如「冬時天地氣閉，血氣伏藏，人不可勞作汗出，發洩陽氣。」因此，日出而作，日入而息，早睡晚起，以保證人體有充足的睡眠休息，將利於陽氣潛藏、陰精蓄積。

而衣著的過少過薄、室溫過低即易感冒又耗陽氣；反之，衣著過多過厚、室溫過高則腠理開泄，陽氣不得潛藏，寒邪易於侵入。

立冬後，寒冷地帶開始安置爐火或供應暖氣。漫長的冬季，長時間生活在使用取暖器的環境中，往往會出現乾燥上火和易患呼吸系統疾病的現象。科學研究證明，人生活在相對溼度50％至60％的環境中最舒適。

冬天，氣候與夏季相比本來就較為乾燥。使用取暖器的

環境中，其相對溼度更是下降不
少，空氣變得更為乾燥，會使鼻
咽、氣管、支氣管黏膜脫水，使
其彈性降低、黏液分泌減少、纖
毛運動減弱，當吸入空氣中的塵
埃和細菌時，不能像正常時那樣
很快清除出去，容易誘發和加重
呼吸系統疾病。乾燥的空氣還會
使表皮細胞脫水、皮脂腺分泌減
少，導致皮膚粗糙、起皺、甚至裂開。

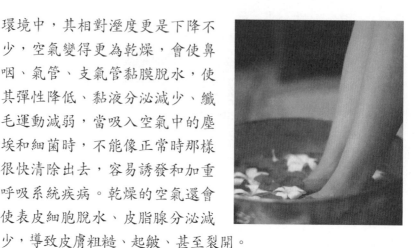

　　總之，使用取暖器的家庭應注意居室的溼度，最好在室內
擺放一支溼度計，如相對溼度低了，可向地上灑些水，或用溼
拖把拖地板，或者在取暖器周圍放盆水，以增加溼度。如果在
居室內養上兩盆水仙，不但能調節室內相對溼度，也會使居室
顯得生機勃勃和春意融融。

一、流行性感冒治療方

入冬以來氣候反常，應寒反暖，伏溫內發，風寒
外搏，而成內熱（以肺系為主）外寒束表之寒包
火證。治療上宜辛溫複用辛涼之劑，外散內清，
表裡同治。

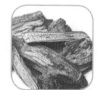

（防風）

❀ 流行性感冒藥方一

配方：荊芥10克，防風10克，前胡10克，牛蒡
子12克，柴胡12克，黃芩10克，桔梗10克，草
河車12克，枳殼（炒）12克，甘草6克。

（柴胡）

加減：症見肢體痠困、頭重如裹、脘痞嘔逆挾溼者，加藿香、蘇
葉、杏仁、苡仁；熱象不甚者，則去草河車。

🌼 流行性感冒藥方二

配方：鮮蔥白30克，生薑15克，桑葉10克，綠豆衣15克（無綠豆衣以蘆根代之）。

做法：先以清水浸20分鐘，文火輕煎15分鐘。

服法：分二或三次溫服。服後微微汗出，不宜大汗。兒童按年齡不同來減輕用量。

🌼 外感風寒型藥方

症狀：鼻塞聲重，鼻癢噴嚏，流涕清稀，咳嗽痰多清稀，甚則發熱惡寒，無汗頭疼，肢體痠痛，舌苔薄白，脈浮緊。

配方：荊防敗毒散。荊芥、防風、柴胡、川芎、枳殼、羌活、獨活、茯苓、桔梗、前胡、甘草。

功效：辛溫解表，宣肺散寒。

加減：風寒鬱閉較甚者，加麻黃、桂枝；咳嗽帶痰較甚者，則加杏仁、浙貝母。

🌼 風寒夾溼型藥方

症狀：惡寒少汗，頭重如裹，肢體關節痠楚疼痛，咳嗽聲重，鼻塞流涕，舌苔白膩，脈濡。

配方：羌活勝溼湯。內含羌活、獨活、槁本、防風、甘草、川芎、蔓荊子等藥材。

功效：疏風祛溼，散寒解表。

加減：無汗可加豆卷、蒼朮；痰多加半夏、陳皮。

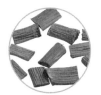

（蘆根）

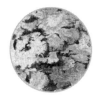

（川芎）

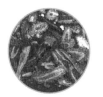

（羌活）

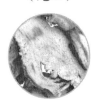

（獨活）

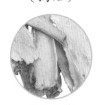

（桔梗）

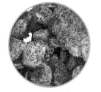

（蒼朮）

❈ 薑糖蘇葉飲

配方：紫蘇葉3至6克，生薑3克，紅砂糖15克。

服法：將生薑洗淨切絲，紫蘇葉洗去塵垢後，一同裝入茶杯內沖沸水200至300毫升，加蓋泡5至10分鐘，再加入紅糖趁熱飲用。

功效：風寒感冒，惡寒發熱，頭痛，咳嗽，無汗，胃脘痛。

按注：另有一方是去生薑加粳米煮粥食用，還有一方則再加青果蔥頭其效更佳。

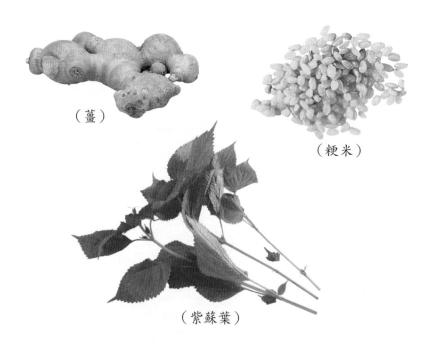

（薑）

（粳米）

（紫蘇葉）

小雪 _{治風溼方} 養生藥方

節氣諺語

小雪紅，好麥冬，
小麥種落田。

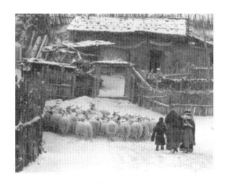

小雪時節，天已積陰，寒未深而雪未大，故名小雪。這時的黃河以北地區會出現初雪，雖雪量有限，但還是給乾燥的冬季增添了一些溼潤。空氣的溼潤對於呼吸系統的疾病會有所改善，但小雪後還會出現降溫天氣，所以必須做好禦寒保暖措施，防止感冒的發生。

✿ 五加皮酒方一

配方：五加皮15克，川牛膝6克，黃耆12克，玉竹6克，防風6克，佛手6克，桑枝15克，當歸12克，陳皮12克，木瓜9克，蘇木6克，松節15克，川芎9克，桂枝6克，杜仲12克，秦艽6克，白酒2500毫升。

做法：將上述藥材共同研成粗

（五加皮）

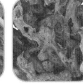
（川牛膝）

（木瓜）

（杜仲）

末，入酒內浸泡、密封，7天後即可飲用。

服法：每次15至30毫升，每日早、晚各一次。

功效：適用於風溼引起的足膝痠痛、骨節疼痛，以及跌打損傷、瘀腫疼痛等症。

✹ 五加皮酒方二

配方：五加皮、米酒各適量。

做法：以紗布二層包五加皮，放入闊口瓶，用米酒浸泡，密封。15至30天後去渣即可飲用。

服法：每次15至30毫升，每日飲用一至二次。

功效：適用於風溼引起的關節疼痛、四肢麻木或下肢痿軟等症。祛風溼，強筋骨。

✹ 胡蜂酒

配方：鮮胡蜂100克，白酒1000毫升。

做法：將鮮胡蜂、白酒共浸15天後飲用。

功效：適用於急性風溼病及風溼性關節炎。

（當歸）

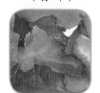
（天麻）

（何首烏）

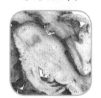
（獨活）

（澤瀉）

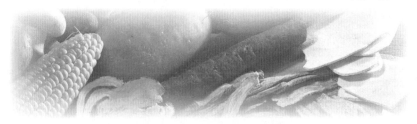

❋ 活絡酒

配方：當歸9克，天麻9克，何首烏9克，防風9克，獨活9克，川牛膝9克，牡蠣9克，石斛9克，銀花9克，川芎9克，秦艽15克，續斷12克，千年健15克，杜仲12克，澤瀉12克，桑寄生12克，松節12節，狗脊6克，川樸6克，桂枝6克，鑽地風6克，甘草6克，白酒1500毫升。

做法：將以上藥材共研成粗末，入酒內浸泡，15天後即可飲用。

功效：適用風溼關節痛、坐骨神經痛及陳舊性損傷。

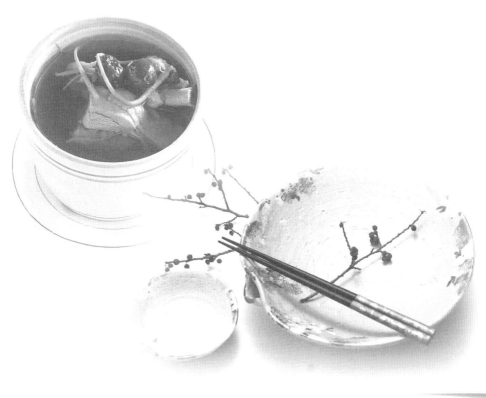

大雪養生藥方

感冒、關節炎、神經痛方

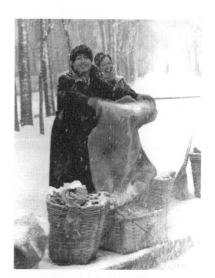

大雪節氣後，天氣越來越涼，寒風蕭蕭、雪花飄飄，地理位置偏北之處開始出現大幅度降溫、降雪天氣，如遼寧、新疆等地還會有暴風雪。北方俗語說道「冬天麥蓋三層被，來年枕著饅頭睡」、「瑞雪兆豐年」，雪景是美麗的，山舞銀蛇，原馳蠟象，雪可以使城市空氣清新溼潤，還可以保護農作物。可是大雪帶給人們的不全是浪漫的詩情畫意，雪既令人欣喜滿懷，又讓人手忙腳亂，讓人喜憂參半，有時候還真挺惱人的，尤其是給人民外出、生活帶來了不少麻煩。

俗話說「風後暖，雪後寒」，伴隨著大雪而來的是溫度下降、摔傷、凍傷、感冒、交通事故等，這些因此成為大雪節影響身體健康的主要因素。如果位處下雪地帶裡，老年人摔傷以手腕、股骨等處骨折的居多，年輕人則多是軟組織挫傷。從預防的角度看，老年人應減少戶外活動，外出最好由其他人攙扶上街；一般人出門時則儘量放慢騎車或步行的速度，避免滑倒。台灣地處亞熱帶，雖少有降雪情形，但這時節高山地區（如玉山、合歡山）仍有下雪的可能性；再加上此時出國賞雪

的旅遊行程亦不少，民眾若想安排賞雪之旅，也應慎防滑倒、摔傷意外。

大雪節氣裡溫度變化較大，較易誘發呼吸系統疾病、心腦血管疾病。由於此時氣溫驟降，咳嗽、感冒的人比平時多了好幾倍。醫學專家研究發現，有些疾病的發生與不注意保暖有很大關係；中醫認為，人體的頭、胸、腳這三個部位最容易受寒邪侵襲。

在中醫理論中，頭被稱之為「諸陽之會」。醫學研究發現，靜止狀態不戴帽的人，在環境氣溫為15℃時，從頭部散失的熱量占人體總熱量的30％，4℃時散失總熱量占60％。此外，天氣寒冷使血管收縮，人們就會出現頭痛頭暈的症狀，對於腦血管病人來說，很容易誘其發病，可見頭部保暖非常重要。

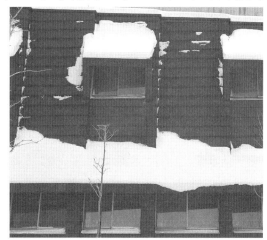

冬天風寒侵入人體，往往首當其衝的就是胸腹部。胸腹部受寒之後，易折傷體內陽氣，從而引起心臟病的發作。此外，胸腹受寒還可能誘發胃腸病的發生，所以胸腹部保暖也是不容忽視的環節。

俗話說「寒從腳下起」，腳離心臟最遠，血液供應慢而少，皮下脂肪層較薄，保暖性較差，一旦受寒，會反射性地引起呼吸道黏膜毛細血管收縮，使抗病能力下降，導致上呼吸道感染。因此，數九嚴寒，腳部的保暖尤應加強。

總之，在天氣日漸寒冷的季節裡，首先要根據氣候的變化適當增減衣服；其次，患有心腦血管病、關節炎、消化系統疾

病的病人更要注意防寒保暖，身體不舒服應該主動到醫院檢查，通過中醫的調理達到預防疾病的目的。最後，戴頂帽子、配條圍巾、穿雙保暖性高的鞋襪，也不失為防寒的最佳選擇。

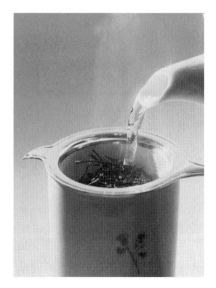

老年人因天冷怕寒，冬天睡覺時總愛多穿些衣服，其實這樣做很不利於健康。因為人在睡眠時中樞神經系統活動減慢，大腦、肌肉進入休息狀態，心臟跳動次數減少，肌肉的反射運動和緊張度減弱，此時脫衣而眠，可很快消除疲勞，使身體的各器官都得到很好的休息。由於人體皮膚能分泌和散發出一些化學物質，此時若和衣而眠，無疑會妨礙皮膚的正常「呼吸」和汗液的蒸發，衣服對肌肉的壓迫和摩擦還會影響血液循環，造成體表熱量減少，即使蓋上較厚的被子，也會感到寒冷。因此，在寒冷的冬天不宜穿厚衣服睡覺。

在寒冷的冬季對五官的保養也不容忽視。由於冬季嘴唇容易發乾，如果用舌頭去舔，唾液在空氣下隨即蒸發，從而越舔越乾，導致嘴唇、口角乾裂，口腔中的細菌乘機侵入口角，引發炎症，醫學上稱為口角炎；另外，冬季進食新鮮蔬菜減少，造成維生素B2缺乏，亦會誘發口角炎。因此，冬季應多喝水、多吃水果和蔬菜，並且還可以多練習唱歌，因為唱歌不但可增強肺活量，而且還可提高唇部肌肉的擴張力。

再來，由於冬季氣候寒冷，鼻黏膜變得脆弱而易受傷，如果人們常用手去挖鼻孔，將導致出血；冬季又是感冒和鼻炎發病的高峰期，這兩種疾病也都容易引起鼻出血。因此，冬季應注意預防感冒和鼻炎，並克服挖鼻孔的壞習慣。

一、風寒感冒治療方

此症多見於冬季，發熱輕，怕冷明顯，伴有頭痛、全身關節痠痛、鼻塞、流鼻涕、不出汗、咳嗽、舌質淡紅、舌苔薄白。治療時，應選用以下具有辛溫解表、宣肺散寒的驗方：

◎紫蘇葉12克，鮮薑9克。水煎後去渣，加紅糖30克，趁熱服，蓋被發汗。

◎乾辣椒少許，紅糖30克。水煎後去渣，趁熱服，蓋被發汗。

◎蔥白3根，淡豆豉9克。水煎後取汁飲服。

◎綠豆一大把，白菜頭4個，紅糖30克。先將綠豆、白菜頭加水煎成濃汁，去渣後加紅糖，趁熱服，蓋被發汗。

二、關節炎治療方

❀ 木耳舒筋散

配方：黑木耳120克（放置砂鍋內，慢火焙乾，切勿焙焦），川續斷、炒杜仲、川牛膝、木瓜各10克，桂枝、羌活各9克，制乳香、附子、透骨草、蒼朮、公丁香、母丁香、黨參各6克。

做法：上藥共焙乾後，與黑木耳研極細末。

服法：每次服6克，每日二至三次，酒少許為引，白水送下。不會飲酒者，也可不用酒。

功效：可補肝腎、強筋骨、通血脈、和營衛，除風寒溼痹，解攣縮抽搐。

（黑木耳）　　（杜仲）　　（木瓜）　　（公丁香）

主治：由肝血不足、筋失所養，或產後血虛、營衛失和、風寒溼邪侵襲、痹阻脈絡所致的肢體麻木、四肢抽搐、手足攣縮抽風、筋骨疼痛等症。

按注：木耳焙乾後冷卻兩小時就得輾軋研末，時間稍長，即回潮而不易軋細。

【編按：營氣與衛氣合稱營衛，營氣運行於脈中，為營養身體之用；衛氣運行於脈外，為保衛身體之用。】

❀ 熱痹湯

配方：當歸12至15克，黃耆9克，連翹12克，生甘草12至15克，生苡仁24克，防風12克，忍冬藤15克，海桐皮12至15克。

做法：水煎，每日一劑，每劑煎服兩次，首劑煎煮的時間不少於45分鐘。

功效：祛風宣溼，化痰消瘀。

主治：類風溼性關節炎。症狀見手指、足趾關節腫脹疼痛，甚則強硬變形，張口不利，或伴四肢關節腫痛，舌苔淡薄微膩，脈象弦細澀。

加減：寒邪偏盛加用川烏、草烏等大辛大熱之品，以祛內在之風寒病冷；熱邪偏盛者加石膏、知母、虎杖等，寒涼乏味，以清絡中之熱；風勝游走合用白芷、羌活；溼盛漫腫加苡仁、大腹皮；肢體腫而且脹者加入枳殼、川樸等，理氣宣痹；久痹正虛者加入地黃之類，以補氣血、養肝腎。此外，還應根據病變部位配合引經藥，如上肢重用桂枝，加片薑黃；下肢加木瓜、川牛膝、鑽地風；周身關節疼痛入千年健、伸筋草、絡石藤等。

（連翹）

（苡仁）

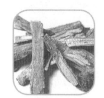
（防風）

（黃耆）

❋ 痹痛寧

配方：鹿角霜、生甘草各12克，制附子、桂枝、羌活、獨活、赤芍、白芍、廣地龍、烏蛇肉各10克，細辛5克，防風、生當歸各15克，黃耆、生地、生苡仁各30克，蜈蚣3條。

做法：水煎服，每半個月為1個療程。可根據具體病情，服2至6個療程。

功效：祛風勝溼，溫經散寒，舒筋活絡，通痹止痛，補益氣血，強筋壯骨。

主治：肢體肌肉關節冷痛，關節腫脹或變形、屈伸不利，腰膝痠痛。適用於風溼性關節炎、類風溼性關節炎、坐骨神經痛、肩周炎（五十肩）、老年人腰腿疼。

❋ 雞血籐湯

配方：雞血籐、秦艽、炒桑枝、海風藤、絡石藤、伸筋草各30克，絲瓜絡15克，忍冬膠30克，甘草5克。

做法：水煎服，每日一劑。

功效：養血祛風，除溼宣痹，通絡止痛。

主治：血虛風溼，肢節疼痛，遊走不定，筋脈攣急，屈伸不利，四肢麻木痹痛，亦可用於各種原因所致的筋脈損傷之拘急疼痛。

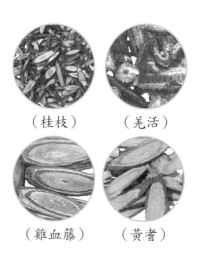

（桂枝）　（羌活）

（雞血籐）　（黃耆）

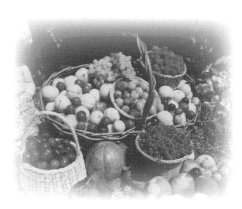

✽ 中虛痹證湯

配方：黃耆、威靈仙、尋骨風各30克，桂枝3至9克，白芍，防風，山藥各15克，元胡20克，伸筋草12克，細辛6至9克，大棗7枚，生薑、炙甘草各6克。

做法：水煎服，每日一劑，分兩次服，三個月為一療程。

功效：補虛溫中，祛風通絡，除溼止痛。

主治：風溼性或類風溼性關節炎，長期應用西藥以致胃氣明顯受損，或宿有胃疾不能接納諸種西藥而痹痛依然如故者。

加減：血虛，加當歸10克；寒痛，加制川、草烏各6克，熟附片10克，麻黃8克；熱痛，加秦艽15克，忍冬藤、地龍、石膏各30克；溼重，加苡仁15克，蒼朮、白朮各10克；關節變形、肌肉萎縮，加千年健、老鸛草、豨薟草各30克；頑痹加全蠍、殭蠶各10克，蜈蚣3條。

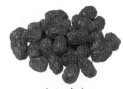
（大棗）

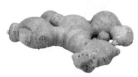
（生薑）

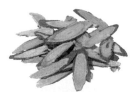
（黃耆）

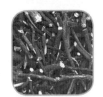
（威靈仙）

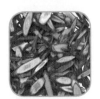
（桂枝）

（蒼朮）

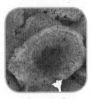
（白朮）

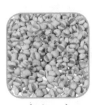
（苡仁）

（石膏）

三、坐骨神經痛治療方

坐骨神經痛表現為臀部疼痛，並沿大腿內側、經膕窩放射性疼痛。直腿抬高試驗表現為患側下肢抬離床面不足70度，病人即感膕窩和下腰部疼痛，並向足跟部傳遞痛感。

◎**配方：**雞血籐30克，丹參18克，當歸、續斷、桑寄生、狗脊各12克，川芎、秦艽、羌活、土鱉、杜仲、制乳香、制沒藥各10克，黃耆25克。

◎**做法：**水煎服，每日一劑，一週為一療程，一個療程後症狀一般都能緩解。

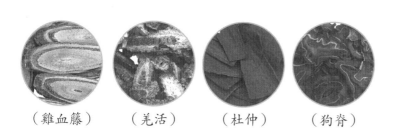

（雞血籐）　（羌活）　（杜仲）　（狗脊）

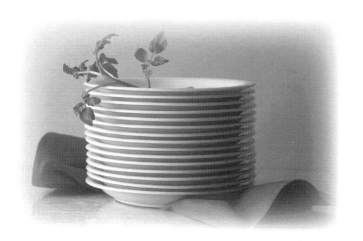

冬至養生藥方

凍瘡與高血壓藥方

節氣諺語

冬至不過不寒，
夏至不過不暖。

冬至在養生學上是一個最重要的節氣，主要是因為「冬至一陽生」。按八卦學說，此時為地雷復卦。卦象中上面五個陰爻，下面一個陽爻，象徵陽氣的初生。

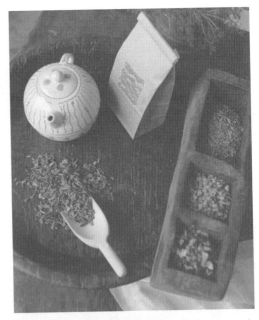

我國古時曾以冬至定為子月，即一年的開始。在一天十二時辰中，子時也是人體一陽初生的時間。古代養生修煉非常重視陽氣初生這一時期。認為陽氣初生時，要像農民育苗、婦人懷孕一樣，需小心保護、精心調養，使其逐漸壯大。因為只有人體內的陽氣充足，才會達到祛病延年的目的。所以子時、子月便在養生學中有著重要的地位。

冬至到小寒、大寒是最冷的季節，患心臟和高血壓病的人往往會病情加重，而且中風者增多，天冷也易凍傷。

心腦血管病是嚴重威脅中老年人生命的疾病，其中冠心病（冠狀動脈硬化性心臟病）連同中風、腫瘤，成為當今世界上的三大死因。中醫學認為人體內的血液得溫則易於流動，得寒就容易停滯，所謂「血遇寒則凝」，說的就是這個道理。當寒冷的氣溫作用於身體時，會使人體血管中的血液

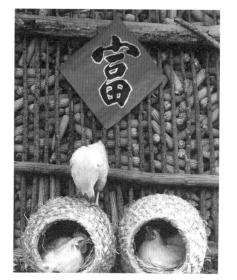

流動不暢，甚至引起淤血阻滯，從而為心腦血管病的發作和加劇提供了條件。現代醫學也認為寒冷能刺激交感神經興奮，導致交感和副交感神經的失調，使小動脈收縮，周邊血管阻力增大，同時血液黏稠度增高，血凝時間縮短，血流速度緩慢，容易引起血液淤滯或血管梗塞，從而誘發中風、心絞痛、心肌梗塞等危重病症。冬季心腦血管病的死亡率較其他季節為高，原因就在於此。

因此，在寒冬季節裡，對高血壓、動脈硬化、冠心病患者來說，要特別提高警惕，謹防發作，應採取以下預防措施：

◎ 注意防寒保暖。在氣溫下降時，要及時增添衣服，衣褲既要保暖性能好，又要柔軟寬鬆，不宜穿得過緊，以利血液流暢。

◎ 合理調節飲食起居。不酗酒、吸菸，不過度勞累。

◎ 保持良好的心境。情緒應維持穩定、愉快，切忌發怒、急躁或者精神抑鬱。

◎ 進行適當的禦寒鍛鍊。如平時堅持用冷水洗臉等，提高身體對寒冷的適應性和耐寒能力。

◎ 隨時觀察和注意病情變化。定期去醫院檢查，必要時服

用藥物,以控制病情發展,防患未然。

　　嚴冬時節還要注意中老年人的低體溫。低體溫是以35℃為界限,低於35℃者為體溫過低。由於中老年人出現低體溫後,可能無任何不適與痛苦,所以往往容易被忽視。體溫過低的中老年患者,發病多緩慢,甚至危及生命時也無明顯症狀。這類病人一般不出現寒顫,但得不到及時治療就會出現意識模糊、語言不清,繼而昏迷,體溫隨即降至30℃以下。此時,患者脈搏及呼吸甚微、血壓驟降、面部腫脹、肌肉發硬、皮膚出現涼感。

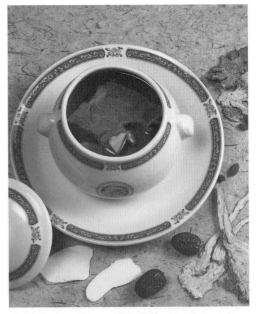

　　因此,在寒冷的冬季,中老年人所在的居室裡應採取防寒保暖措施,及時給他們添加柔軟暖和的衣服與被褥,外出時也應特別注意保護頭和腳。同時,讓中老年人適量地吃些羊肉、雞肉、豬肝、豬肚、帶魚等禦寒食品。並且,鼓勵和幫助中老年人在室內進行適宜的運動,使體內多產生一些熱量。當他們體溫過低時,可用溫熱水洗抹四肢,以促進血液循環,提高體溫;情況嚴重時,應立即送醫院治療。

　　此節氣中,由於中老年人怕冷,必須避寒就溫,宜毛衣貼身,棉軟著體;手腳易凍,尤宜保暖;宜練按摩功以取暖,練易筋經以助熱。飲食上可吃當歸燉羊肉等藥膳,增強禦寒防病

的能力。

　　從中醫養生學的角度來看，冬至為「冬令進補」的大好時節。說到進補，很多人只是狹義地去理解，認為所謂的「補」就是吃點營養價值高的食品、用點壯陽的補藥就算補了，其實這只是進補的一種。具體的進補應該是通過養精神、調飲食、練形體、慎房事、適溫寒等綜合調養，達到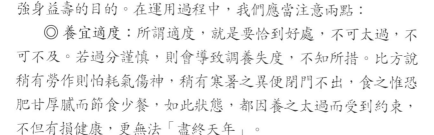強身益壽的目的。在運用過程中，我們應當注意兩點：

　　◎養宜適度：所謂適度，就是要恰到好處，不可太過，不可不及。若過分謹慎，則會導致調養失度，不知所措。比方說稍有勞作則怕耗氣傷神，稍有寒暑之異便閉門不出，食之惟恐肥甘厚膩而節食少餐，如此狀態，都因養之太過而受到約束，不但有損健康，更無法「盡終天年」。

　　◎養勿過偏：綜合調養要適中。有人把「補」當作養，於是飲食強調營養，食必進補；起居強調安逸，靜養惟一；此外，還以補益藥物為輔助。雖說食補、藥補、靜養都在養生範疇之中，但用之太過反而會影響健康。

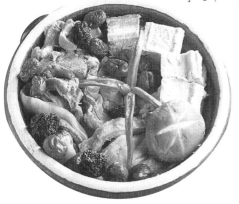

一、凍瘡藥方

把白蘿蔔切成薄片，放置爐火上加溫後趁熱擦抹患處，一日多次，可治療凍瘡。

二、高血壓藥方

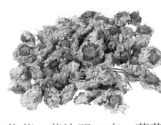

❀ 決明飲

配方：草決明30克。

做法：煎水代茶。

按注：或草決明15克，卷柏15克，煎水代茶。草決明15克，菊花15克，煎水代茶。

❀ 山楂果

配方：山楂12個。

做法：山楂洗淨，放入鍋中蒸20分鐘，熟後晾涼，將山楂籽擠出，留山楂肉。

服法：分別在早、午、晚飯中食用，每次吃4個。

❀ 鮮黃瓜

配方：頂花帶刺的嫩黃瓜3根。

做法：黃瓜用少許鹽水洗，再用清水沖洗。

服法：在早、午、晚飯後一至二小時內各吃一根。

按注：天天吃山楂、黃瓜，血壓一定會降下來。

❀ 地龍枯草飲

配方：地龍10克，夏枯草13克。

做法：加水煎服。

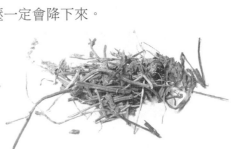

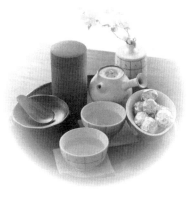

❀ 酸棗根飲

配方：酸棗根32克。

做法：加水煎服。

❀ 冰糖木耳

配方：黑木耳、冰糖適量。

做法：用清水將黑木耳浸泡一夜後，上屜蒸1至2小時，再加入適
量冰糖。

服法：每天服一碗。

功效：治高血壓、血管硬化。

❀ 荸薺蜇頭湯

配方：取荸薺、海蜇頭（洗去鹽分）各30至60克。

做法：上述材料合煮湯。

服法：每日分二至三次服用。

功效：可治療高血壓。

❀ 鮮芹菜

配方：芹菜適量。

功效：因高血壓而引起頭痛、頭脹的病人，若常吃
鮮芹菜可以緩解症狀，改善頭痛。

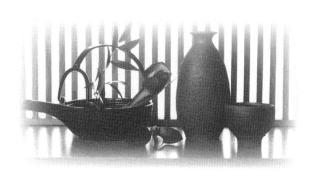

❋ 葫蘆汁

配方：鮮葫蘆瓜適量。

做法：將鮮葫蘆搗爛取汁，再以蜂蜜調服。

服法：每日飲用兩次，每次半杯至一杯量。

功效：有降血壓的作用。

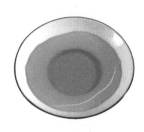

❋ 綠豆湯

配方：綠豆適量。

做法：綠豆洗淨，熬煮成湯。

功效：綠豆對高血壓患者有很好的食療作
用，不僅有助於降血壓、減輕症狀，而且常吃
綠豆還有防止血脂升高的功效。

❋ 蠶豆花

配方：鮮蠶豆花60克或乾燥蠶豆花15克。

做法：加水煎服。

功效：治高血壓、鼻出血。

❋ 翠衣決明飲

配方：西瓜翠衣（西瓜取其翠綠外皮）、草決明各9克。

做法：以水煎服。

功效：治高血壓。

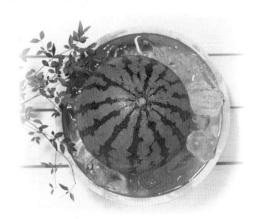

🏶 蓮芯茶

配方：蓮子芯1至2克。

做法：取蓮子芯以開水沖泡，當作茶水飲用。

功效：蓮子芯有降血壓、強心作用，適用於有高血壓、心悸、失眠等症狀的患者。

🏶 豨薟槐花飲

配方：豨薟草、槐花各32克。

做法：以水煎服，一日一劑。

功效：治高血壓四肢麻木。

🏶 舒筋活絡方

配方：木瓜、懷牛膝各6克，蟬蛻1.5克，黃酒適量。

做法：前三種材料以黃酒煎服，服後發汗。

功效：治高血壓左癱右瘓。

🏶 烏頭散

配方：烏頭（草烏）64克，綠豆（去皮）128克。

做法：同鍋煮熟，去除綠豆，將烏頭切片晒乾、研末。

服法：每次服6克，以黃酒送下。每日兩次，分五天服完。

功效：治高血壓中風不語。

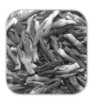

（蓮子芯）

（木瓜）

（蟬蛻）

（川芎）

❉ 薑汁白礬

配方： 白礬9克，薑汁一盅。

做法： 上述調勻灌服。

功效： 治療中風、痰液攻喉、不知人事。

（桂枝）

❉ 中藥膠囊

配方： 生黃耆100克、桂枝40克、桃仁50克、紅花50克、水蛭50克、地龍50克、川斷50克、牛膝50克、歸尾50克、川芎50克、蜈蚣50克、烏蛇40克、全蟲40克。

功效： 治療中風後遺症。

（紅花）

❉ 特效藥方

配方： 丹參32克，黃酒128克。

做法： 混合煎服，輕者數日即癒，此方特效。

功效： 治半身不遂、高血壓。

（川芎）

❉ 預防血栓方

做法： 睡前一杯水可防腦血栓。

按注： 深夜讓老年人喝200毫升市售礦泉水，則早晨血黏度不僅不上升，反而有所下降。

小寒 治高血壓藥方 養生藥方

節氣諺語
小寒暖，春多寒；
小寒寒，陰二月。

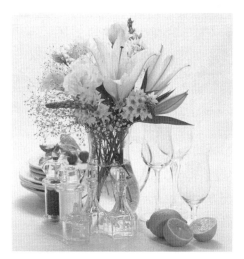

小寒節氣正處於「三九」天，是一年中天氣最冷的時候。

在此節氣中，還要注意寒冷對身體的傷害，尤其是緯度較高的地方。人體組織受到低溫影響之下，局部組織出現血液循環障礙，神經肌肉活動緩慢且不靈活，全身反應表現出血壓升高、心跳加快、尿量增加、發冷。如果原先患有心腦血管疾病、胃腸道疾病、關節炎等病變，可能誘發心肌梗塞、腦出血、胃出血、關節腫痛等症候。人們應採取的預防措施是保暖（尤以腳部和頭部的保暖為重），並避免長時間暴露在低溫濕冷的環境之中，適時攝取熱量、做暖水浴。

在嚴冬時節，人們往往喜歡長時間地戴口罩以預防感冒，其實這種習慣對一般健康者而言並不好，因為人體鼻腔中有許多黏膜組織，黏膜中的血管呈海綿狀，血液循環十分旺盛，冷空氣經鼻腔吸入肺部時，通常已接近體溫。人的耐寒能力可通過鍛鍊來增強，如果經常戴口罩防冷，反而會使人體變得嬌

氣，抵抗力缺乏鍛鍊，稍一遇寒就容易感冒。

　　嚴冬時節養成搓手的習慣對身體很有好處。搓手的做法很容易，那就是雙手抱拳，雙手從虎口接合、捏緊，再移動雙手轉動，使雙手在轉動過程中手的各部分互相摩擦。搓手的時間可長可短，只要兩隻手閒下來的時候就可以這樣做。搓手的時間稍長，兩隻手都會感到暖烘烘的。經常將雙手在一起摩擦搓手，主要有以下三個方面的好處：一是常在戶外工作的人，這麼做可以預防凍瘡的發生；二是常搓雙手，能使手指更加靈活自如，對大腦也有一定的保健作用；三是生活和工作於室內的人，經常這樣搓手，能促進血液循環和新陳代謝，預防感冒。

一、高血壓偏方

❋ 醋花生

配方：花生米、醋適量。
做法：將花生米浸於醋中，七天後可食用，每日早晚各吃10粒。
功效：治高血壓。

❋ 綠豆海帶粥

配方：綠豆100克，海帶100克，粳米200克。
做法：將海帶洗淨切碎，與綠豆、粳米共煮粥服食。
功效：治高血壓。

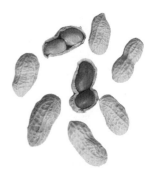

❄ 麻油拌菠菜

配方：鮮菠菜、麻油適量。

做法：將菠菜置沸水中燙約3分鐘，用麻油拌食，一日兩次。

功效：治高血壓。

❄ 翠衣決明茶

配方：西瓜皮9克，草決明9克。

做法：上兩味水煎代茶飲。

功效：治高血壓。

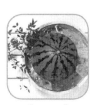

（西瓜）

❄ 蒸木耳

配方：黑木耳5克，冰糖適量。

做法：將木耳用清水浸泡一夜，洗淨。在飯鍋上蒸1至2小時，加冰糖，臨睡前服。

功效：治高血壓。

按注：一方黑白木耳一起用。

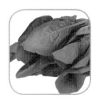

（菠菜）

（黑木耳）

❄ 白菜豆腐湯

配方：小白菜100克，嫩豆腐250克。

做法：將小白菜與嫩豆腐燉湯，細鹽、味精、小麻油適量調味，經常食之。

功效：治高血壓、高血脂。

（豆腐）

❄ 蘋果汁

配方：成熟蘋果適量。

做法：將蘋果洗乾淨去外皮，絞汁，每次100克，每天三次。

功效：治高血壓。

❊ 降壓胡蘿蔔汁

配方：胡蘿蔔汁適量。

做法：將胡蘿蔔汁生飲，每次90克左右，每日二至三次。

功效：治高血壓。

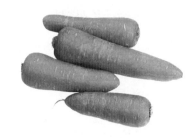

❊ 瓜仁湯

配方：西瓜子仁15克。

做法：西瓜子仁煎湯內服。

功效：治高血壓。

（香菇）　　　（粳米）

❊ 茭白糑

配方：茭白100克，香菇15克，豬肉末50克，粳米100克，調味料少許。

做法：茭白去皮，切細絲。香菇浸水泡軟，切條。茭白、香菇與粳米一起煮粥，半熟時加入肉末，粥熟後加入味精、鹽少許，即可服食。

功效：治高血壓。

❊ 薺菜地栗湯

配方：薺菜100克，地栗（荸薺）100克，香菇50克浸水泡軟，花生油、太白粉、香油、精鹽、味精等各適量。

做法：以家常烹調成菜餚食用。

功效：治高血壓。

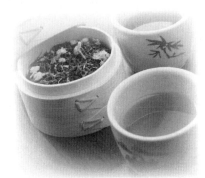

⊛ 石耳豆腐湯

配方：石耳50克泡水漲發，豆腐750克，筍片
20片，蘑菇20克，火腿肉片10克。

做法：烹調成菜餚食用。

功效：治高血壓、冠心病、高血脂、動脈硬化、癌症等。

⊛ 菊花雞絲

配方：菊花瓣60克，雞肉750克，雞蛋3個，玉米粉、太白粉等調
料各適量。

做法：菊花用冷水洗淨。雞肉洗淨，去皮、筋，切薄片，用蛋
清、鹽、料酒、胡椒粉、玉米粉調勻拌好。麻油與白糖、鹽、胡
椒粉、味精兌成汁。鍋內倒入植物油1000克，燒至五成熱，倒
入雞肉滑散滑透，撈出，瀝去油。鍋內留油30克，投入蔥、薑稍
煸炒，倒入雞片，烹入料酒熗鍋，把兌好的麻油傾入鍋內翻炒幾
下，淋入和水太白粉勾芡，隨即投入菊花快速翻
炒均勻出鍋。

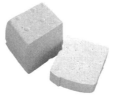

服法：每日午餐服食，十日為一個療
程。

功效：治高血壓。

⊛ 薺菜豆腐羹

配方：鮮嫩豆腐200克，薺菜100克，胡蘿蔔25克，香菇25克浸水
泡軟，熟竹筍25克，麵筋50克，精鹽、味精、薑末、太白粉、鮮
湯、麻油、花生油各適量。

做法：烹調成羹後食用。

功效：治高血壓。

❊ 山楂梨絲

配方：梨500克，山楂200克，白糖適
量。

做法：將山楂洗淨去核。把梨皮削
去，去核，切成長長的細絲放在盤子
中心。鍋中放糖，加少量水熬至糖起黏絲
時，放入山楂炒至糖汁透入起鍋，把山楂一個
個圍在梨絲四周即成。

功效：治高血壓、食積不化。

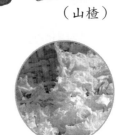

（山楂）

❊ 銀耳蓮子湯

配方：銀耳20克，新鮮蓮子300克，冰糖200
克，冷水適量。

做法：銀耳洗淨，在冷水中浸泡一夜，放入鍋
中，加清水適量。用武火將銀耳煮沸，加入去
芯蓮子，用文火煮至銀耳熟透，加入冰糖即可
食用。

服法：可用作飯後甜湯。夏季可冰鎮後食用。

功效：治高血壓。

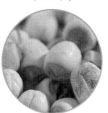

（銀耳）

（蓮子）

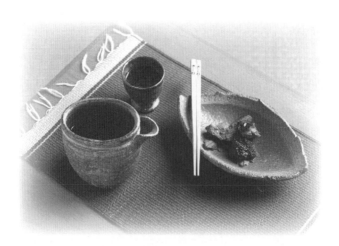

黑木耳紅棗粥

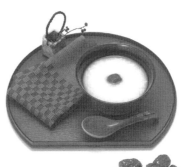

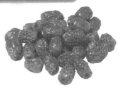

配方：黑木耳30克，紅棗20克，粳米
100克，冰糖150克。

做法：黑木耳泡水漲發後撕成小塊，
紅棗沸水泡洗後去核切丁，加糖浸20
分鐘。木耳與粳米同煮成粥，調入紅棗丁、紅糖，
再煮20分鐘。

服法：作早、晚餐或點心服食。

功效：治高血壓。

按注：一方單用黑木耳也可。

菊花蛋湯

配方：菊花腦（甘菊的新鮮嫩芽）50克，鴨蛋1個，冰糖適量。

做法：將菊花腦洗淨，與打碎的鴨蛋拌勻，加冰糖煮湯。

功效：治高血壓。

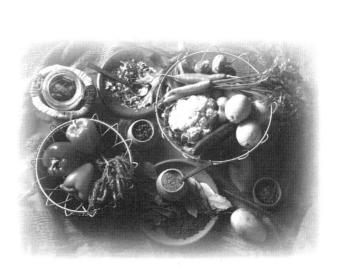

大寒養生藥方

感冒、支氣管炎藥方

大寒節氣天氣寒冷，由於北方冷空氣勢力強大，大部分地區呈現出一種持續酷寒的態勢。對老年人來說，本節氣最需預防的是心腦血管病、肺氣腫、慢性支氣管炎等疾病。由於持續的低溫，使得皮膚血管收縮，血壓升高，心臟的工作量增大，容易誘發高血壓和心臟病。寒冷的氣候，還容易使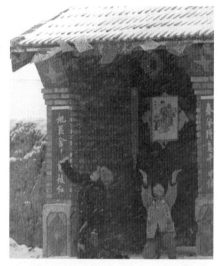老年人罹患肺氣腫和支氣管炎等，這些病症都會加重冠心病的症狀，並可能誘發心絞痛。所以，有心腦血管病史的老年人，在此節氣中尤其要注意保暖。

此外，由於寒冷的冬季容易使老年人、幼童及體弱者罹患感冒、咳嗽等呼吸道疾病，因此這類抵抗力差的人早晚氣溫較低時儘量少出門，並減少出入人多、密閉的場所，如果要外出時，一定要加穿外套，最好也戴上口罩、帽子、圍巾等以防寒。

一、感冒方

❀ 紅糖薑棗湯

配方：紅糖30克，紅棗30克，生薑15克，水三碗。

做法：共煎服，服後汗出為度。

功效：治感冒風寒。

❀ 芫荽黃豆

配方：芫荽（香菜）3克，黃豆100至150克。

做法：加水1000毫升，文火煎至600至700毫升時，用少量的食鹽調味服食。

功效：主治感冒風寒、流行性感冒、發熱頭痛等。

❀ 辣椒湯

配方：辣椒3根，花椒10粒，生薑3片，食鹽適量。

做法：上述三味加水煎服。

功效：治風寒感冒。

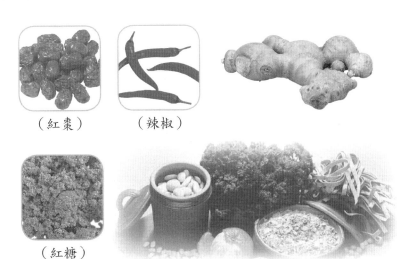

（紅棗）　　（辣椒）

（紅糖）

二、急性氣管、支氣管炎方

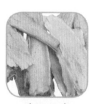

（桔梗）

❀ 止嗽散加減

配方：桔梗、荊芥、紫菀、白前、杏仁各10克，防風，桑葉各12克，法夏、陳皮、甘草各6克，魚腥草24克。

服法：水煎服，每日一劑。

功效：適用於惡寒發熱者。

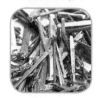

（荊芥）

❀ 桑杏湯加減

配方：桑葉、杏仁、桔梗、黃岑各10克，貝母、瓜蔞、梔子、連翹各12克，銀花20克，魚腥草30克，甘草6克。若乾咳少痰者，去瓜蔞，加麥冬、沙參各15克。

服法：水煎服，每日一劑。

功效：適用於惡風發熱。

（防風）

❀ 麻杏前胡湯

配方：炙麻黃、杏仁、前胡、葶藶子、地龍、黃芩、蘇子（紫蘇子）各10克，瓜蔞10至15克，魚腥草30克。

服法：水煎服，每日一劑。

加減：惡寒者加荊芥、防風；惡風者加銀花、桑葉；熱甚者加紫花地丁、蒲公英。

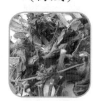

（魚腥草）

❋ 通宣理肺丸

配方：以紫蘇葉、陳皮、桔梗、麻黃、前胡、黃芩、苦杏仁、枳殼、茯苓、半夏、甘草等製成蜜丸。

服法：每次一丸，每日兩次。

（蜜丸）

❋ 燕窩湯

配方：燕窩、銀耳各6克。

做法：燕窩、銀耳清水泡發，洗淨，隔水燉熟，加冰糖適量服食。

服法：每日一次。

功效：適用於平素體質較差者。

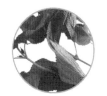

（紫蘇葉）

三、慢性支氣管炎方

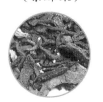

（陳皮）

❋ 清金止咳湯

配方：麻黃、杏仁、前胡、地龍各10克，蒲公英、魚腥草各30克，桔梗，麥冬各12克，銀花、連翹各15克，甘草6克。

服法：水煎服，每日一劑。

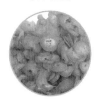

（半夏）

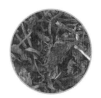

（蒲公英）

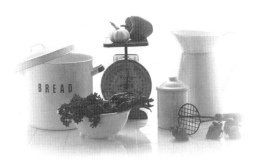

❋ 補腎納氣湯

配方： 炙麻黃、杏仁、蘇子、萊菔子（蘿蔔子）、白芥子各12克，巴戟天、淫羊藿、補骨脂各15克，附子6克，熟地18克，魚腥草、蒲公英、黃芩各30克。

服法： 水煎服，每日一劑。

功效： 適用於喘息型。

（杏仁）

（熟地）

（巴戟天）

（魚腥草）

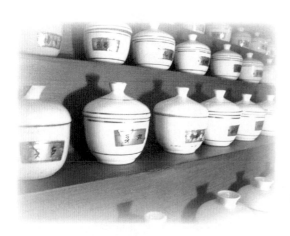

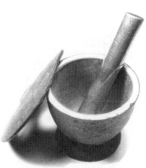

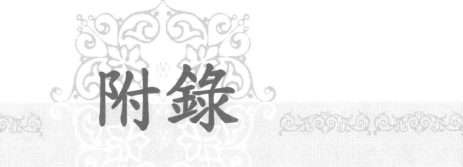

附錄

【附錄一】經絡運行與節氣關係圖

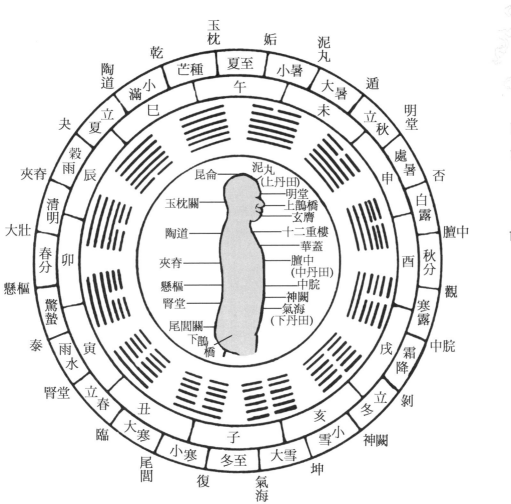

【附錄二】人體穴位圖

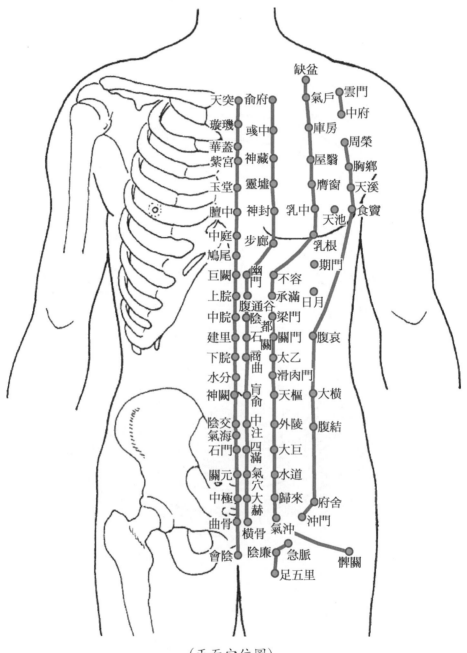

（正面穴位圖）

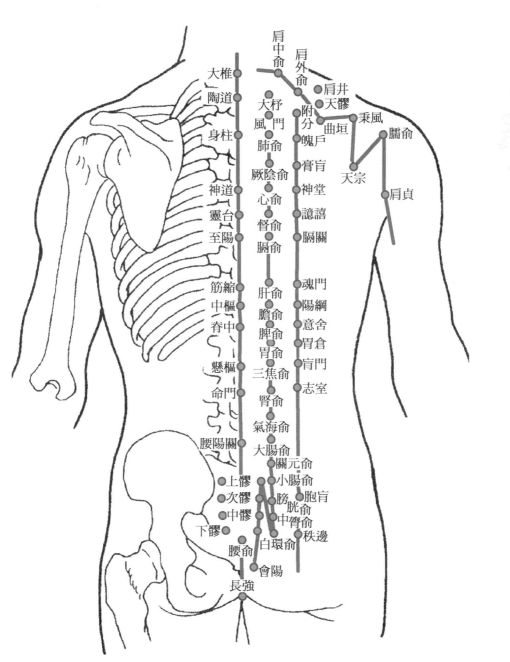

(背面穴位圖)

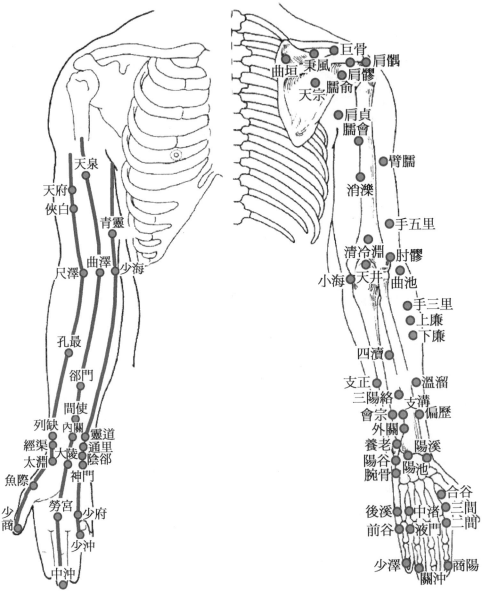

天泉
天府
俠白
青靈
尺澤　曲澤　少海
孔最
郄門
間使
列缺　內關
經渠　　靈道
太淵　大陵　通里
　　　　陰郄
魚際　　神門
少商　勞宮　少府
　　　　少沖
　　中沖

（內側手臂穴位圖）

巨骨　肩髃
曲垣　秉風
　　　肩髎
天宗　臑俞
肩貞
臑會
臂臑
消濼
手五里
清冷淵　肘髎
小海　天井　曲池
手三里
上廉
下廉
四瀆
支正　　溫溜
三陽絡　支溝
會宗　　偏歷
外關
養老　陽溪
陽谷　陽池
腕骨
　　　　合谷
後溪　中渚　三間
前谷　液門　二間
少澤　　　商陽
　　關沖

（外側手臂穴位圖）

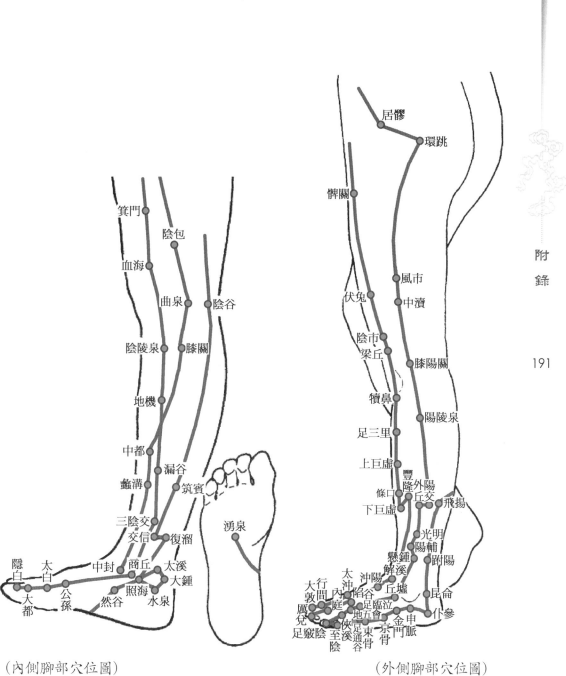

（內側腳部穴位圖）

（外側腳部穴位圖）

【附錄三】常見中藥材介紹

❀ 紅棗

性平,味甘甜。能補中益氣、養脾
胃、潤心肺,調和各藥材的藥性。
紅棗富含維生素,具抗菌效果,但食
用過量易引起肚子漲氣及蛀牙。

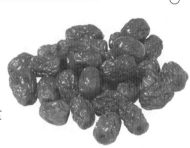

❀ 枸杞

味苦、性寒、無毒。具有明目、補虛
益腎以及養肝的功用,多半用於血虛
萎黃、腎精不足、遺精消渴、腰膝酸
軟、頭暈目眩等症狀。
枸杞具有降血糖、降低膽固醇,促進免疫
功能,增強抗病能力,促進造血等多項功能。

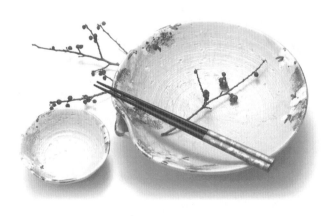

✹ 甘草

味甘，性平。具有潤肺補氣、保健
脾胃、止渴消腫、緩急止痛的
功能，多半用於氣虛倦怠
乏力、氣虛血少、咽喉腫
痛、咳嗽痰多、肺熱咳喘等症狀。還可用來緩和十二指腸潰瘍，
增強腎上腺素，抑制胃液分泌，抗炎、抗過敏性反應，鎮咳、保
護咽部黏膜，減輕刺激以及抗癌。

✹ 人蔘

可以強化身體各部份功能，幫助新
陳代謝、加強抵抗力、強壯身體、消除疲勞、補五
臟，現代通常用來治虛弱體質、貧血、強心、虛咳、糖尿
病、手足冰冷者。感冒時、身體有發炎症狀時或婦女經期
來時，都不可服用。

✹ 何首烏

味苦、甘、澀，性微溫。有益精血、補
肝腎、解毒、潤腸通便的功能，通常用
於肝腎不足、頭目眩暈、鬚髮早白、腸
燥便秘等症狀。現代用於降血脂、降低
血清膽固醇，減輕動脈硬化，對治療腰
痛、肝臟滋養、氣血補養、冠狀動脈硬化性
心臟病有顯著功效，同時能增強記憶力，調節心臟機能，增強機
體的免疫功能，抑制癌細胞生長，對造血系統有促進作用。

❋ 川芎

味辛、性溫。能活血、疏通血絡、養新血，能止痛、化瘀、抑制血小板聚集。川芎具有補養和潤澤肝臟機能的效用，傳統用來治療風冷頭痛、腹痛月經不順、眩暈、目淚多涕、產後瘀痛以及感冒頭痛等症狀。現代則用於冠心病、心絞痛及缺血性腦血管疾病。

❋ 黃耆

味甘，性微溫。傳統用於補中益氣、利水退腫、調節汗排泄，治療陰虛火熱、瘡傷不癒等症狀。現代則用來強心，增強心臟收縮能力，抗腎上腺素及擴張血管，增強免疫功能。若是有胸腹氣悶、胃有積滯、肝氣不和等症狀，則要避免以黃耆進補。

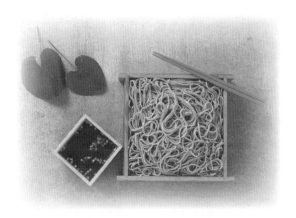

❋ 當歸

味甘、苦、辛,性溫。能促進血液循
環、幫助子宮收縮、活血化瘀、
潤腸胃、光澤皮膚,對婦女身體補
養有很好效果。當歸內含精油類
成份,同時具有抗痙攣、鎮靜的作
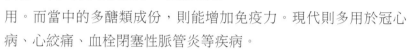
用。而當中的多醣類成份,則能增加免疫力。現代則多用於冠心
病、心絞痛、血栓閉塞性脈管炎等疾病。

❋ 薏仁

味甘、性寒。能利水、健脾胃、潤膚
清熱排膿等功效,是常用的中藥,又
是普遍、常吃的食物。薏仁油還有興
奮、解熱的作用,對於癌細胞還可以
抑制成長。薏仁容易引起流產,所以孕婦
不宜使用。

❋ 羅漢果

味甘淡,性微寒,益肺、脾經脈。用於腸熱便
秘,有潤腸通便之效,用於肺熱咳嗽則能
止咳平喘,可治百日咳。胃寒弱、肺虛喘
者,儘量避免食用。
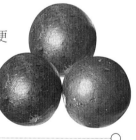

❋ 黨參

味甘、性平、無毒。可補中益氣、補
血、調和脾胃，對調理因疲累所引
起的消化不良，十分有效。傳統用
於血虛痿黃、眩暈、心悸失眠、病
後贏弱、耳鳴耳聾、頭目眩暈、腰
膝酸軟、月經不調、腎陽不足、盜汗遺精等
症狀。現代則用於強心、降血糖，能舒張血管以及 增強腎上腺皮
質素，同時還具有安胎、治療產後疾病及補虛勞的功能。

❋ 杜仲

味甘，性溫。有補肝腎、強筋骨、安胎的
功能。傳統用於腰脊酸痛、腳膝無力、
陽虛遺精、尿頻、腰部閃傷、胎動不安
等。現代則用於高血壓病、強心鎮痛、利
尿、抗炎、降低血清膽固醇的作用。

❋ 桂枝

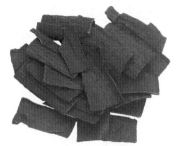

味辛、甘，性溫。具有溫暖腸胃、利水、散
寒解表、溫經止痛、助陽化氣的功能，多
半用於外感風寒、發熱惡寒、經閉腹
痛、痛經、心悸以及小便不利等症狀。
現代則用於發汗解熱，擴張皮膚血管，促進
汗腺分泌、抑菌抗病毒、鎮靜鎮痛、利尿等功
能。桂枝能促進血液循環，但孕婦應避免服用。

❀ 銀杏

可改善頻尿、吐痰困難等症狀。具有定
喘咳、治哮喘、痰嗽、白帶、白濁、
遺精之效，也可用於肺結核、支氣管
炎、慢性氣管炎的治療。而銀杏葉可
促進血流循環、防止血液凝集、增
進神經細胞代謝功能及防止自由基
等功能。

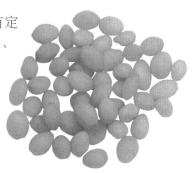

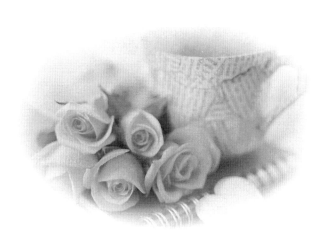

【附錄四】國內中藥藥材購買指南

地區/縣市/商號	地址	電話
北部地區		
基隆市		
禾泰蔘藥行	基隆市七堵區南興路21號1樓	02-24563806
大生堂蔘藥號	基隆市仁愛區劉銘傳路11巷15號1樓	02-24224505
益慶蔘藥行	基隆市信義區義七路28號	02-24286348
鴻興中藥行	基隆市信義區東明路125號1樓	02-24663939
台北市		
六安堂蔘藥行	台北市迪化街一段75號1樓	02-25598599
長昇蔘藥行	台北市迪化街一段113號	02-25530521
乾元蔘藥行	台北市迪化街一段71號	02-25584291
錦龍堂蔘藥行	台北市歸綏街208號1樓	02-25528108
百昌堂蔘藥行	台北市民生西路362巷381號1樓	02-25562851
大安尊生堂	台北市光復南路558號	02-27069730
禧元堂	台北市西寧北路130號	02-25556741
怡源國藥號	台北市富民路145巷15弄52號	02-23095449
台北縣		
慶豪蔘藥行	台北縣蘆洲市永安北路二段36號	02-82857766
正安中藥行	台北縣樹林市保安街1段29號	02-26816177
一生中藥行	台北縣新莊市八德街169號1樓	02-22039892
春生蔘藥行	台北縣永和市林森路75號1樓	02-29288793
新竹市		
晉安蔘藥房	新竹市中央路102巷11號	03-5227786
清華蔘藥行	新竹市建中路36號1樓之1	03-5751688
義進中藥行	新竹市水田街135號1樓	03-5436809
老生堂蔘藥行	新竹市中山路133號	03-5228633

新竹縣

東興蔘藥行	新竹縣湖口鄉民權街15號	03-5991666
建生中藥行	新竹縣湖口鄉中山路二段174號	03-5992251
春安蔘藥房	新竹縣竹北市博愛街216號	03-5558492
泰安堂中藥房	新竹縣芎林鄉文昌街148號	03-5922077

桃園縣

乙元蔘藥行	桃園縣桃園市力行路27號	03-3382229
太原堂國藥號	桃園縣桃園市中山路261號1樓	03-3341293
三德蔘藥行	桃園縣桃園市民生路362號	03-3343184
益壽蔘藥房	桃園縣中壢市中正路191號	03-4226323
松生堂中藥行	桃園縣中壢市中福路107號	03-4527689
大漢國藥號	桃園縣大溪鎮中正路16號	03-3888961
東笙中藥房	桃園縣龍潭鄉龍元路69號	03-4791822
茂勝中葯房	桃園縣平鎮市龍南路490號之1	03-4501166

苗栗縣

弘發藥行	苗栗縣苗栗市忠孝路181號	03-356256
延生蔘藥行	苗栗縣苗栗市府前路159號	037-357255
萬隆中藥行	苗栗縣後龍鎮中市街207號	037-727827
永春中藥房	苗栗縣通霄鎮城北里城北14號	037-752298
正元蔘藥行	苗栗縣卓蘭鎮民生路12號	042-5894228

中部地區

台中市

信通蔘藥行	台中市東區建成路2號	04-22117480
信昌參藥行	台中市東區樂業路82號	04-22118042

生元 蔘藥行	台中市西區 中美街290號 1樓	04-23021000
信義 蔘藥行	台中市西屯 區太原路一 段71號1樓	04-23168824
新信安 蔘藥行	台中市南屯 區南屯路二 段359號	04-24736274
春元 蔘藥行	台中市北屯 區北屯路99 號1樓	04-22330362
中韓 參行	台中市中區 中山路201號	04-22236162

台中縣

名仁堂 養生 中藥行	台中縣梧棲 鎮中央路二 段12號之1	04-26580407
尚安堂 中藥舖	台中縣大里 市中興路二 段199號之2	04-24837116
天仁堂 蔘藥行	台中縣大里 市塗城路777 號	04-24925805

南投縣

信通 蔘藥行	南投縣竹山 鎮林圯街23 號	049-2652135
永光 蔘藥行	南投縣竹山 鎮橫街71號	049-2643068

六一堂 蔘藥行	南投縣南投 市南陽路116 號	049-2200452
華陽 蔘茸 藥行	南投縣南投 市中興路229 號之34	049-2335933
光明堂 蔘藥行	南投縣草屯 鎮碧山路105 巷5號	049-2326588
松鶴堂 國藥號	南投縣埔里 鎮中山路三 段86號	049-2982561
長安 中藥房	南投縣魚池 鄉秀水巷27 號之4	049-2896071
神農 參藥行	南投縣集集 鎮民生路9號 之11	049-2761813

彰化縣

永聖 中藥行	彰化縣員林 鎮中山路二 段323號	04-8356222
種德 蔘藥行	彰化縣員林 鎮民生路60 號	04-8327168
德記 藥行	彰化縣彰化 市南瑤路392 號	04-7222657
奉生 蔘藥行	彰化縣彰化 市華山路188 巷18號	04-7247758

裕龍 蔘藥行	彰化縣彰化市太平街123號	04-7248548	宏興 蔘藥行	嘉義市中正路634號	05-2226447
東豐 蔘藥行	彰化縣彰化市辭修路104號	04-7236670	富源 蔘藥行	嘉義市林森東路597號	05-2770334
六和堂 中藥房	彰化縣二林鎮斗苑路五段171號	04-8961996	坤德 蔘藥行	嘉義市文昌街130號	05-2284100

雲林縣

永全 青草 中藥店	雲林縣虎尾鎮中正路172巷3號	05-6326791
中和 蔘藥行	雲林縣虎尾鎮中正路144號	05-6333459
隆興 蔘藥行	雲林縣斗南鎮文元二街33號	05-5973059
宏仁 蔘藥行	雲林縣斗南鎮順安街125號	05-5972657
建安 中藥房	雲林縣土庫鎮中正路181號	05-6622213
泓安堂 國葯號	雲林縣褒忠鄉三民路187號	05-6974188

南部地區

嘉義市

嘉義縣

東原 蔘藥行	嘉義縣朴子市山通路97號	05-3793693
養生堂 青草行	嘉義縣水上鄉中庄村中庄61號之60	05-2890266
和美堂 中藥舖	嘉義縣民雄鄉建國路一段127號	05-2261278
連信 中藥房	嘉義縣布袋鎮太平路176號	05-3472534

台南市

聯昌 蔘藥行	台南市安南區國安街172號	06-2592828
松井堂 國藥號	台南市北區開元路124號	06-2381150
宏安堂 國藥號	台南市東區東門路二段3巷3號	06-2369437
華成 蔘藥行	台南市東區東寧路562號	06-2008911

新民生蔘藥行	台南市東區光明街95號	06-2357895	攸達蔘藥行	高雄市三民區建國三路262號	07-2319565
養記號藥行	台南市中西區康樂街329號	06-2259785	利生蔘藥行	高雄市前鎮區精忠街103號1樓	07-7223720

台南縣			神生蔘藥行	高雄市苓雅區福西街27號2樓	07-7210919
成吉藥局（中正店）	台南縣仁德鄉中正路二段482號	06-2798003	**高雄縣**		
政澤中藥房（原復生堂）	台南縣仁德鄉中山路593號	06-2792361	養誠蔘藥行	高雄縣鳥松鄉學堂路1號	07-7318613
昭安蔘藥行	台南縣佳里鎮光華街134號	06-7231225	永春堂蔘茸行	高雄縣鳥松鄉中山路19號	07-7315903
匡莊園百草舖	台南縣學甲鎮豐和里美豐49號之26	06-7833800	泰元中藥房	高雄縣阿蓮鄉忠孝路87號	07-6310323
高麗莊蔘藥行	台南縣新營市中山路205號	06-6328266	振安蔘藥行	高雄縣路竹鄉華正路320號	07-6981415
高雄市			上仁蔘藥行	高雄縣鳳山市凱旋路272號	07-7634739
順和蔘藥行	高雄市鼓山區河川街35號	07-5510017	宏松國藥房	高雄縣岡山鎮前峰路117號之1	07-6257109
正信堂國藥號	高雄市左營區左營大路123號	07-5821515	**屏東縣**		
			東隆蔘藥行	屏東縣東港鎮沿海路210號	08-8332365

惠民 蔘藥行	屏東縣屏東市中正路404號	08-7362457	鴻安 蔘藥行	花蓮縣花蓮市中華路140號	03-8332933

惠民 蔘藥行	屏東縣屏東市中正路404號	08-7362457
新和成 中藥行	屏東縣里港鄉里港路52號	08-7753858
壽德 中藥舖	屏東縣南州鄉民生路25號	08-8642361

東部地區

宜蘭縣

宏信 中藥堂	宜蘭縣羅東鎮公正路89巷7號	03-9547642
中正 蔘藥行	宜蘭縣羅東鎮中正路55號	03-9543525
民生堂 中藥房	宜蘭縣羅東鎮和平路41號	03-9542907

花蓮縣

慶豐 蔘藥行	花蓮縣吉安鄉吉安路二段302號	03-8524549
厚德堂 中藥行	花蓮縣吉安鄉自強路238號	03-8511877
惠星堂 中藥行	花蓮縣鳳林鎮林榮路250號	03-8771677

鴻安 蔘藥行	花蓮縣花蓮市中華路140號	03-8332933

台東縣

萬和 蔘葯號	台東縣台東市知本路三段336號	089-513621
寶芝琳 蔘藥行	台東縣台東市開封街753號	089-335268
永生 蔘葯房	台東縣台東市新生路83號	089-323311

其他地區

澎湖

昇光堂 中藥房	澎湖縣馬公市山水里115號	06-9951495
恆德 中藥舖	澎湖縣馬公市中山路29號	06-9274652
三元 蔘藥行	澎湖縣馬公市中興路38號	06-9273024

金門

德安 中藥房	金門縣金湖鎮復興路15號	0823-33063
杏元 國藥房	金門縣金湖鎮復興路122號	0823-32132

樂活，慢活，愛生活

— 健康原味生活的501種方式

每個人都想過好生活，每個人都想吃得健康、活得開心；每個人都想保持好體態、每個人都想比自己實際年齡看起來還年輕；每個人都知道要運動才能常保健康青春，但大多數人都很懶得運動或是沒時間運動。

真正的美麗是內外兼備的、真正的健康也是由內到外。所以假設你是領死薪水被房貸、車貸、卡貸卡得死死的苦哈哈上班族、看老公臉色給錢的菜籃族、賺少花多的月光族，還是有擁有美麗、自信與健康的單身貴族，不需要花大錢整型、不需要每天狂吃各種昂貴的營養品，也不需要花高額的會員費進健身房，讀完本書，你就能過出好生活，為自己賺進無價的健康與美麗。

本書一共分為五大章，第一大章為「正確的減肥、減重」。減肥是許多人一生的功課，如何減掉體重卻不減掉健康；如何減掉該減的部位，但胸部仍然可以UP UP；什麼是ＢＭＩ；新陳代謝和減肥有什麼關係，這是每個想減肥的人都要了解的基本知識。另外這個部份也提供許多減肥的小撇步，還有如何吃異國美食等，讓大家能夠EASY減肥EASY瘦。

第二大章為「積極的運動與健身」。大家都知道「要活就要動」的重要性，不論是想減肥或是想保持健康與身材，選擇適合自己的運動，找到運動的方法及配合運動補充正確的飲食及水分，都是非常重要的。

作者：瑪杜莎
定價：250元

Living a Beautiful Mind & Life
☆ 讓你關愛世界，也熱愛悠遊生活 ☆
健康、美麗、積極、自信，你也可以
重新品生活、懂生活、戀生活！

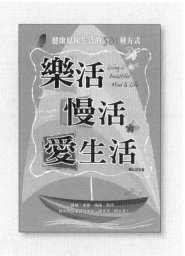

　　第三大章為「養成好習慣與注重儀容」。哪些生活習慣會讓自己變得更美；有哪些時尚又可以舒壓、放鬆的好地點，可以讓你不需花大錢就可以像慾望城市的紐約客一樣，當個時尚貴婦與型男。

　　第四章為「適當料理與正常飲食」。如何吃出健康營養的早餐；如何滿足想喝甜品、飲料又不發胖的欲望，以及各式的蛋白質、澱粉、蔬果的選擇及補充原則，還有在廚房烹飪的知識、調味品的使用，在這一章裡都有詳盡的說明。

　　最後的第五章為「充分攝取營養與維持健康」。除了從自然食物及各類加工食品中來獲得人體所需的營養之外，維他命及礦物質的額外補充也是不可缺少的，所以這章對各種維他命的攝取都有詳細的說明。而女性在生理期、更年期、懷孕期時，有什麼是需要特別注意的，以及像一些零星卻又惱人的小毛病該如何對付，都可以從這章得到淺顯易懂的答案。

　　這是一本擁有五百零一條的健康原味生活小指南，只要你能做到其中的一百條，相信自信與健康已經在你的生命裡開始發光發熱了，這時要擺脫御宅族、歐巴桑的行列，做個樂活、慢活、愛生活的達人，怎麼會不可能呢！

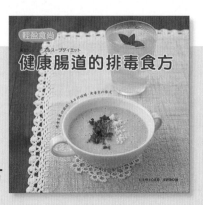

輕盈食尚

── 健康腸道的排毒食方

作者：松生恒夫
定價：220元

☆ 健康美麗的關鍵，來自於順暢、無毒素的腸道 ☆
甩掉精緻餐飲帶來的高負擔，一起做個輕盈的纖體美人！

隨著慢性便秘患者的增加，最近診斷出為大腸癌患者的比例也升高許多。根據調查統計顯示，女性因癌症死亡的病因排行第一位幾乎是大腸癌。特別是在男女性別比較上，年齡層在二十歲到四十幾歲的女性便秘人數更居高不下。腸內環境的惡化，可視為是一種反應體內老廢物質（毒素）容易累積的現象。

「高纖、高維生素、低脂」是健康飲食的新觀念，也是帶動體內環保，進而清光體內毒素的好幫手。想要擁有細緻肌膚，成為令人稱羨的食尚美體達人，你必須從最基本的「乾淨腸道」開始。

◎排毒食方：
由全麥穀物或義大利麵食、色澤繽紛的節令蔬菜水果和豆類堅果、豐腴多汁的魚鮮，加上清新的香草以及各式橄欖油，這些鮮美自然的組合，具備了「高纖、高維生素、低脂」的健康飲食元素，不但能提供人體所需要的營養，還能幫助體內環保無負擔，身體的毒素清光了，體重自然能夠減輕，連肌膚也會變得光滑細緻喔！

Health+8

居家急救百科
── 一本你不能不看的救命寶典

作者：大衛‧貝思博士
審訂：國泰綜合醫院外科醫師 梁子豪
定價：550元　特價：399元

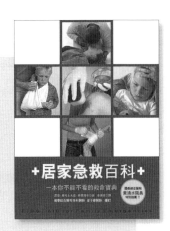

☆ 掌握急救知識，就是掌握活命的關鍵 ☆
在災害發生的第一時間，立即獲得有效的急救護理，能迅速
降低意外傷害的程度，甚至可挽救一條重要的生命！

※ 國泰綜合醫院 黃清水院長 專文推薦

天有不測風雲，人有旦夕禍福，面對突發的疾病或意外事故，若能適當即時的因應，則可將傷害減到最低的程度，甚至有能否挽回生命的差別。

台灣目前醫療資源的可近性與公平性相當高，但時效更重要，若國民對意外傷害能有足夠的認知，或達到醫護照顧之前，明辨什麼該做與不該做，採取適切的措施並及時就醫，則後續的治療往往事半功倍，欲達此目標，簡易的急救知識與技能是不可或缺的。

本書除了提供正確急救之基本常識之外，另有居家照護篇，對常見的急性疾病發作情況有深入淺出的介紹，若具有這些常識，可幫助你及身邊的人及早發覺自己的身體異常，而能分秒必爭即時尋找醫療資源，早期治療的結果往往可得最佳的治療結果，預防重於治療，一般居家及戶外生活環境的安全措施往往可預防意外的發生，就像醫療疏失的發生常可藉由對系統及結構的檢討來防止疏失的發生。

24節氣養生藥方

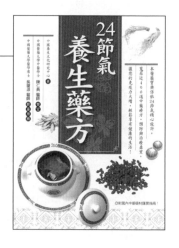

作　　者	中國養生文化研究中心
審　　定	陳仁典 醫師

發 行 人	林敬彬
主　　編	楊安瑜
責任編輯	吳瑞銀
封面設計	俞品聿
內頁編排	俞品聿

出　　版	大都會文化事業有限公司　行政院新聞局北市業字第89號
發　　行	大都會文化事業有限公司
	110台北市信義區基隆路一段432號4樓之9
	讀者服務專線：（02）27235216
	讀者服務傳真：（02）27235220
	網　　址：www.metrobook.com.tw
	電子信箱：metro@ms21.hinet.net

郵政劃撥	14050529　大都會文化事業有限公司
出版日期	2008年4月初版第一刷
定　　價	250元

I S B N	978-986-6846-34-2
書　　號	Health+13

Metropolitan Culture Enterprise Co., Ltd.
4F-9, Double Hero Bldg., 432, Keelung Rd., Sec.1,
Taipei 110, Taiwan
TEL:+886-2-2723-5216　FAX:+886-2-2723-5220
web-site：www.metrobook.com.tw
e-mail：metro@ms21.hinet.net

※本書如有缺頁、破損、裝訂錯誤，請寄回本公司更換※
【版權所有‧翻印必究】Printed in Taiwan. All right reserved.

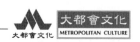

國家圖書館出版品預行編目資料

24節氣養生藥方／中國養生文化研究中心著.
--初版.--臺北市：大都會文化, 2008.04
面；　公分.--　(Health；13)
ISBN 978-986-6846-34-2(平裝)
1.藥膳　2.食療　3.養生
414.65　　　　　　　　　　97004361

24節氣養生藥方

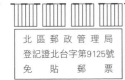

北區郵政管理局
登記證北台字第9125號
免　貼　郵　票

大都會文化事業有限公司
讀者服務部收
110台北市基隆路一段432號4樓之9

寄回這張服務卡（免貼郵票）
您可以：
◎不定期收到最新出版訊息
◎參加各項回饋優惠活動

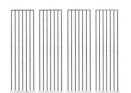

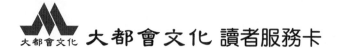

大都會文化 讀者服務卡

書 名:**24節氣養生藥方**

謝謝您選擇了這本書！期待您的支持與建議，讓我們能有更多聯繫與互動的機會。

日後您將可不定期收到本公司的新書資訊及特惠活動訊息。

A. 您在何時購得本書：_____年_____月_____日

B. 您在何處購得本書：_____書店（便利超商、量販店），位於_____（市、縣）

C. 您從哪裡得知本書的消息：1.□書店2.□報章雜誌3.□電台活動4.□網路資訊

　　5.□書籤宣傳品等6.□親友介紹7.□書評8.□其他_____

D. 您購買本書的動機：（可複選）1.□對主題和內容感興趣2.□工作需要3.□生活需要

　　4.□自我進修5.□內容為流行熱門話題6.□其他_____

E. 您最喜歡本書的：（可複選）1.□內容題材2.□字體大小3.□翻譯文筆4.□封面

　　5.□編排方式6.□其他_____

F. 您認為本書的封面：1.□非常出色2.□普通3.□毫不起眼4.□其他_____

G. 您認為本書的編排：1.□非常出色2.□普通3.□毫不起眼4.□其他_____

H. 您通常以哪些方式購書：（可複選）1.□逛書店2.□書展3.□劃撥郵購4.□團體訂購

　　5.□網路購書6.□其他_____

I. 您希望我們出版哪類書籍：（可複選）1.□旅遊2.□流行文化3.□生活休閒

　　4.□美容保養5.□散文小品6.□科學新知7.□藝術音樂8.□致富理財9.□工商管理

　　10.□科幻推理11.□史哲類12.□勵志傳記13.□電影小說14.□語言學習（_____語）

　　15.□幽默諧趣16.□其他_____

J. 您對本書（系）的建議：_____

_____

K. 您對本出版社的建議：_____

_____

讀者小檔案

姓名：_____性別：□男□女　生日：____年____月____日

年齡：□20歲以下□20～30歲□31～40歲□41～50歲□50歲以上

職業：1.□學生2.□軍公教3.□大眾傳播4.□服務業5.□金融業6.□製造業

　　　7.□資訊業8.□自由業9.□家管10.□退休11.□其他_____

學歷：□國小或以下□國中□高中／高職□大學／大專□研究所以上

通訊地址：_____

電話：(H)_____(O)_____傳真：_____

行動電話：_____E-Mail：_____

◎如果您願意收到本公司最新圖書資訊或電子報，請留下您的E-Mail信箱。

大都會文化圖書目錄

舞動燭光— 　　手工蠟燭的綺麗世界	280元	空間也需要好味道— 　　打造天然香氛的68個妙招	260元
雞尾酒的微醺世界— 　　調出你的私房Lounge Bar風情	250元	野外泡湯趣— 　　魅力野溪溫泉大發見	260元
肌膚也需要放輕鬆— 　　徜徉天然風的43項舒壓體驗	260元	辦公室也能做瑜珈— 　　上班族的紓壓活力操	220元
別再說妳不懂車— 　　男人不教的Know How	249元	一國兩字— 　　兩岸用語快譯通	200元
宅典	288元		

● 寵物當家系列

Smart養狗寶典	380元	Smart養貓寶典	380元
貓咪玩具魔法DIY— 　　讓牠快樂起舞的55種方法	220元	愛犬造型魔法書— 　　讓你的寶貝漂亮一下	260元
漂亮寶貝在你家— 　　寵物流行精品DIY	220元	我的陽光‧我的寶貝— 　　寵物真情物語	220元
我家有隻麝香豬—養豬完全攻略	220元	SMART養狗寶典（平裝版）	250元
生肖星座招財狗	200元	SMART養貓寶典（平裝版）	250元
SMART養兔寶典	280元	熱帶魚寶典	350元
Good Dog— 　　聰明飼主的愛犬訓練手冊	250元		

● 人物誌系列

現代灰姑娘	199元	黛安娜傳	360元
船上的365天	360元	優雅與狂野—威廉王子	260元
走出城堡的王子	160元	殞逝的英格蘭玫瑰	260元
貝克漢與維多利亞— 　　新皇族的真實人生	280元	幸運的孩子— 　　布希王朝的真實故事	250元

瑪丹娜—流行天后的真實畫像	280元	紅塵歲月—三毛的生命戀歌	250元
風華再現—金庸傳	260元	俠骨柔情—古龍的今生今世	250元
她從海上來—張愛玲情愛傳奇	250元	從間諜到總統—普丁傳奇	250元
脫下斗篷的哈利— 丹尼爾‧雷德克里夫	220元	蛻變—章子怡的成長紀實	260元
強尼戴普— 可以狂放叛逆，也可以柔情感性	280元	棋聖 吳清源	280元
華人十大富豪—他們背後的故事	250元		

● 心靈特區系列

每一片刻都是重生	220元	給大腦洗個澡	220元
成功方與圓— 改變一生的處世智慧	220元	轉個彎路更寬	199元
課本上學不到的33條人生經驗	149元	絕對管用的38條職場致勝法則	149元
從窮人進化到富人 的29條處事智慧	149元	成長三部曲	299元
心態— 成功的人就是和你不一樣	180元	當成功遇見你— 迎向陽光的信心與勇氣	180元
改變，做對的事	180元	智慧沙	199元 （原價300元）
課堂上學不到的100條人生經驗	199元 （原價300元）	不可不防的13種人	199元 （原價300元）
不可不知的職場叢林法則	199元 （原價300元）	打開心裡的門窗	200元
不可不慎的面子問題	199元 （原價300元）	交心— 別讓誤會成為拓展人脈的絆腳石	199元

方圓道	199元	12天改變一生	199元 （原價 280元）
氣度決定寬度	220元	轉念──扭轉逆境的智慧	220元
氣度決定寬度2	220元		

● SUCCESS系列

七大狂銷戰略	220元	打造一整年的好業績── 　　店面經營的72堂課	200元
超級記憶術── 　　改變一生的學習方式	199元	管理的鋼盔── 　　商戰存活與突圍的25個必勝錦囊	200元
搞什麼行銷?── 　　152個商戰關鍵報告	220元	精明人聰明人明白人── 　　態度決定你的成敗	200元
人脈=錢脈── 　　改變一生的人際關係經營術	180元	週一清晨的領導課	160元
搶救貧窮大作戰の48條絕對法則	220元	搜驚‧搜精‧搜金──從 Google的致 富傳奇中，你學到了什麼?	199元
絕對中國製造的58個管理智慧	200元	客人在哪裡?── 　　決定你業績倍增的關鍵細節	200元
殺出紅海── 　　漂亮勝出的104個商戰奇謀	220元	商戰奇謀36計── 　　現代企業生存寶典I	180元
商戰奇謀36計── 　　現代企業生存寶典II	180元	商戰奇謀36計── 　　現代企業生存寶典III	180元
幸福家庭的理財計畫	250元	巨賈定律──商戰奇謀36計	498元
有錢真好!輕鬆理財的10種態度	200元	創意決定優勢	180元
我在華爾街的日子	220元	贏在關係── 　　勇闖職場的人際關係經營術	180元

買單！一次就搞定的談判技巧	199元 （原價300元）	你在說什麼？—39歲前一定要學會的66種溝通技巧	220元
與失敗有約？— 　　13張讓你遠離成功的入場券	220元	職場AQ— 　　激化你的工作DNA	220元
智取— 　　商場上一定要知道的55件事	220元	鏢局— 　　現代企業的江湖式生存	220元
到中國開店正夯《餐飲休閒篇》	250元	勝出！抓住富人的58個黃金錦囊	220元
搶賺人民幣的金雞母	250元		

● 都會健康館系列

秋養生—二十四節氣養生經	220元	春養生—二十四節氣養生經	220元
夏養生—二十四節氣養生經	220元	冬養生—二十四節氣養生經	220元
春夏秋冬養生套書	699元 （原價880元）	寒天— 　　0卡路里的健康瘦身新主張	200元
地中海纖體美人湯飲	220元	居家急救百科	399元 （原價300元）
病由心生— 　　365天的健康生活方式	220元	輕盈食尚— 　　健康腸道的排毒食方	220元
樂活，慢活，愛生活— 　　健康原味生活501種方式	250元	24節氣養生食方	250元
24節氣養生藥方	250元		

● CHOICE系列

入侵鹿耳門	280元	蒲公英與我—聽我說說畫	220元
入侵鹿耳門（新版）	199元	舊時月色（上輯＋下輯）	各180元

清塘荷韻	280元	飲食男女	200元
梅朝榮品諸葛亮— 中國最虛偽的男人	280元		

● FORTH系列

印度流浪記— 滌盡塵俗的心之旅	220元	胡同面孔— 古都北京的人文旅行地圖	280元
尋訪失落的香格里拉	240元	今天不飛—空姐的私旅圖	220元
紐西蘭奇異國	200元	從古都到香格里拉	399元
馬力歐帶你瘋台灣	250元	瑪杜莎艷遇鮮境	180元

● 大旗藏史館

大清皇權遊戲	250元	大清后妃傳奇	250元
大清官宦沉浮	250元	大清才子命運	250元
開國大帝	220元	圖說歷史故事—先秦	250元
圖說歷史故事—秦漢魏晉南北朝	250元	圖說歷史故事—隋唐五代兩宋	250元
圖說歷史故事—元明清	250元	中華歷代戰神	220元
圖說歷史故事全集	880元 （原價 1000元）	人類簡史—我們這三百萬年	280元

● 大都會運動館

野外求生寶典— 活命的必要裝備與技能	260元	攀岩寶典—安全攀登的入門技巧與 實用裝備	260元
風浪板寶典—駕馭的駕馭的入門 指南與技術提升	260元	登山車寶典— 鐵馬騎士的駕馭技術與實用裝備	260元
馬術寶典—騎乘要訣與馬匹照護	350元		

● 大都會休閒館

賭城大贏家— 　　逢賭必勝祕訣大揭露	240元	旅遊達人— 　　行遍天下的109個Do & Don't	250元
萬國旗之旅—輕鬆成為世界通	240元		

● 大都會手作館

樂活，從手作香皂開始	220元	Home Spa & Bath— 　　玩美女人肌膚的水嫩體驗	250元

● BEST系列

人脈=錢脈—改變一生的人際關係 經營術（典藏精裝版）	199元	超級記憶術— 　　改變一生的學習方式	220元
中國誠信報告	250元	中國誠信的背後	250元
誠信—中國誠信報告	250元		

● 禮物書系列

印象花園 梵谷	160元	印象花園 莫內	160元
印象花園 高更	160元	印象花園 竇加	160元
印象花園 雷諾瓦	160元	印象花園 大衛	160元
印象花園 畢卡索	160元	印象花園 達文西	160元
印象花園 米開朗基羅	160元	印象花園 拉斐爾	160元
印象花園 林布蘭特	160元	印象花園 米勒	160元
絮語說相思 情有獨鍾	200元		

● 工商管理系列

二十一世紀新工作浪潮	200元	化危機為轉機	200元

美術工作者設計生涯轉轉彎	200元	攝影工作者快門生涯轉轉彎	200元
企劃工作者動腦生涯轉轉彎	220元	電腦工作者滑鼠生涯轉轉彎	200元
打開視窗說亮話	200元	文字工作者撰錢生活轉轉彎	220元
挑戰極限	320元	30分鐘行動管理百科（九本盒裝套書）	799元
30分鐘教你自我腦內革命	110元	30分鐘教你樹立優質形象	110元
30分鐘教你錢多事少離家近	110元	30分鐘教你創造自我價值	110元
30分鐘教你Smart解決難題	110元	30分鐘教你如何激勵部屬	110元
30分鐘教你掌握優勢談判	110元	30分鐘教你如何快速致富	110元
30分鐘教你提昇溝通技巧	110元		

● 精緻生活系列

女人窺心事	120元	另類費洛蒙	180元
花落	180元		

● CITY MALL系列

別懷疑！我就是馬克大夫	200元	愛情詭話	170元
唉呀！真尷尬	200元	就是要賴在演藝圈	180元

● 親子教養系列

孩童完全自救寶盒（五書+五卡+四卷錄影帶）	3,490元（特價2,490元）	孩童完全自救手冊—這時候你該怎麼辦（合訂本）	299元
我家小孩愛看書—Happy學習easy go！	200元	天才少年的5種能力	280元
哇塞！你身上有蟲！—學校忘了買、老師不敢教，史上最髒的科學書			250元

◎關於買書：

1、大都會文化的圖書在全國各書店及誠品、金石堂、何嘉仁、搜主義、敦煌、紀伊國屋、諾貝爾等連鎖書店均有販售，如欲購買本公司出版品，建議您直接洽詢書店服務人員以節省您寶貴時間，如果書店已售完，請撥本公司各區經銷商服務專線洽詢。

北部地區：(02)85124067   桃竹苗地區：(03)2128000
中彰投地區：(04)27081282   雲嘉地區：(05)2354380
臺南地區：(06)2642655   高屏地區：(07)3730079

2、到以下各網路書店購買：

大都會文化網站（http://www.metrobook.com.tw）
博客來網路書店（http://www.books.com.tw）
金石堂網路書店（http://www.kingstone.com.tw）

3、到郵局劃撥：

戶名：大都會文化事業有限公司　帳號：14050529

4、親赴大都會文化買書可享8折優惠。

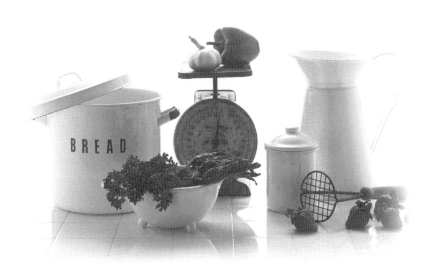

大都會文化
METROPOLITAN CULTURE